セラピストのキャリアデザイン

Career Design for Therapists

元廣 惇 著
MOTOHIRO, Atsushi

三輪書店

はじめに

　私はこれまで教員やキャリアコンサルタントなど，さまざまな職を経験する中でキャリアの
あり方に悩む数百人に対峙してきました．多くの相談やコンサルティングを経る中で感じるこ
と，それは多くの方が「誰かにとってのキャリアの正解を追い求めている」ことです．

「キャリアの正解はそれぞれの『ありたい姿』にしか存在しない」

　これはセラピストであり，キャリアコンサルタントでもある私の信念であり，皆さんに最も
届けたいメッセージでもあります．不確実で過去の常識が通用しないこの時代に，セラピスト
がそれぞれのキャリアを再考する必要があると強く感じており，世界中の理論や知見に触れな
がら，それをセラピスト向けに最適化しつつ，この本を書き上げました．

　1章は私の臨床，教育，研究，開発，起業といったキャリアの軌跡をお示しして，セラピス
トのキャリアデザインの可能性や難しさに触れていただき，読者の皆さんの多様なキャリアと
の接点を見つめていただく構成としました．

　2章ではキャリアに関するさまざまな理論をセラピスト向けに調整してケーススタディをお
示ししながら，現実場面でどのように適用していくのかについてまとめました．

　3章ではキャリアデザインのツール，フレームワークを複数お示ししながら，自分自身の内
的な側面を見つめること，現実世界とのすり合わせを行いながら，キャリアプランニングを実
際に行うことについて，コンサルティング事例も含めてお示ししました．

　4章では私が心から尊敬するキャリアの開拓者である，セラピスト4名の方々にインタ
ビューをし，これまでとこれからのキャリアデザインについて，語っていただきました．

　5章では日本理学療法士協会，日本作業療法士協会，日本言語聴覚士協会それぞれの代表者
の皆様と対話をさせていただきながら，セラピストのキャリアデザインを各協会がどのように
捉えているかについてまとめました．

　この本が「誰かがつくったキャリアの正解」でなく「私らしいキャリア」を見つめるきっか
けになれば，著者としてこんなに幸せなことはありません．

元廣 惇

セラピストのキャリアデザイン　Contents

第**1**章

ジャンルを「越境」できる
セラピストの強み
～著者の職業経験から～

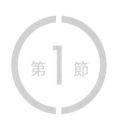
臨床時代（就職〜病院勤務）

本書を読み進めるうえで，読者の皆さんの理解や共感をより深めていただくためにも，まずは私のキャリアの変遷を各期（臨床・教育・研究・開発・経営）に分けて，経験の中で得てきた教訓とともにお伝えしようと思います．ぜひ，皆さんの現状や経験と照らし合わせながらお読みいただけると嬉しく思います．

どこにでもいる作業療法士

私は作業療法士の国家資格取得後，ある事情で地元の島根県に残らなければならないという制約のもとで，総合病院への就職を決めました．今思い返せば，そのキャリアの選択は養成校教員や同期，先輩の声や見えない同調圧力に導かれていたように感じます．

「身体障害分野に行くと一番潰しが効くから」
「この病院は地元で規模が大きいから安定している」
「給料もそこまで悪くないし，福利厚生もよいから」

そのときは若かったこともあり，私自身「どうありたいか」が明確でなく，就職先の決定が自らのキャリアの未来を大きく左右するものであるという自覚もありませんでした．そのため，「自分の意志でしっかりと就職先を決めた」という感覚がなく，流されるように選択をしてしまったという印象が残っていました．

そうして，就職してからもどこか浮わついている私の目の前に，「2つの偶然の転機」が訪れることになるのです．

一つは，同じ法人の同期入職の新卒十数名の中で一人だけ，神経難病や生活期を中心とするリハビリテーション病院に配属となったことです．ここで2年間，担当患者の多くが神経難病という特殊な環境で仕事をしました．そのため，「完治することのない，進行していく疾患を抱えてどう生きていくのか」を真剣に考えざるを得ませんでした．

職場自体が小規模であったこともあり，周りに相談できる人たちがおらずに悩み，もがいて

いました．若く，技術も知識もなく，同期もメンターも職場にいない私は，必死に患者やご家族などの「声を聴く」ことしかできませんでした．そのため，入職初期はよく仕事後，病室に行ってご家族や患者と話をして過ごしていました．

　当時はかなりつらく，さらに，SNSなどで流れてくる教育環境が整った病院の新人セラピストと比較して，明らかに大きくスタートで出遅れた感覚が常にありました．専門家としてのあるべき姿に達していない状況に，「自分はありふれた作業療法士だ」というわだかまりとともに強烈な孤独感を抱えていました．

　そうした状況に苦しんでいるころに，もう一つの転機が訪れます．入職のタイミングで関東から作業療法士のOさん（2023年現在は東京の会社の事務部長）が中途で就職されたことです．その方が何も知らない私たち新卒の同期を院外の勉強会に連れ出し，対人マナーや人とのつながりのつくり方，学ぶことの意義を背中で教えてくださいました．

　Oさんに新卒の同期たちも感化されて，徐々に島根で患者のために技術や知識を学ぶ風土ができあがっていきました．それと同時に，Oさんが職場内外でさまざまな人とぶつかって，苦しみながら，若い後輩の未来のために学ぶ環境をつくろうとされている利他的な行動を見て，「自分もいつかこうやってほかの人たちのために頑張ってみたい」という感情が湧き上がっていました．

　この2つの出来事から臨床2年目の終わりごろ，私の中で「対象者さんのためにセラピストはもっとできることがあるはず．島根にいるセラピストや対象者さんのために学ぶ場や文化をつくりたい」といった「セラピストとしてのありたい姿」がじわじわと顕在化していきました．

職場の中と外でつくられるアイデンティティ

■ 勉強会団体の立ち上げ

　3年目以降，急性期・回復期に配属になった後も，この「ありたい姿」に基づいて，島根という資源の少ない限られた中で何とか学ぶ環境をつくりたいと考えるようになりました．オンラインが発達している現代からは考えられないのですが，当時はオフラインの研修のみだったので，給料の多くを投じ，毎月ほぼ休みなく全国の大学や講習などを同期や後輩たちとともに行脚しました．

　そして，そのアクションを数年継続したのちに，そこで得てきた人脈や知見を生かして，想

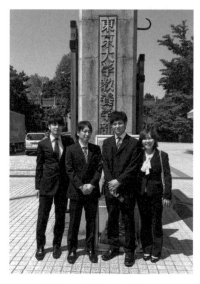

図1　地域での勉強会を発起したメンバーと講師の先生（左端が筆者）

いのままに勢いで，15名ほどのメンバーとともに，島根県松江市の市民活動団体としての公認を得て，「勉強会団体」を立ち上げることになったのです（図1）．ただ，若いセラピストたちによる地域での大きな団体の立ち上げだったので，裏でさまざまな批判や攻撃を受けていました．そのため，第1回目の勉強会は「この想いは私だけが抱えているもので，ほかのセラピストから賛同が得られなかったらどうしよう……」と本当に不安で眠れなかったことを今でも鮮明に覚えています．

　しかし，実際開催してみると，仕事おわりの19時からの現地開催にもかかわらず，ベテランから新人まで150名以上の方々が会場に足を運んでくださいました（図2）．そこで「こういった場が島根にできることを待っていた」とたくさんのお声をいただき，「つらかったけれど想いに従って行動してよかった」と心から安堵しました．

　その後，仲間たちに支えられ，参加者数を安定的にキープしながら，遠方の著名な先生や，地域で活躍されている先生をお迎えし，5年近く毎月勉強会を続けることができました．それと同時に，地域の中でもさまざまな勉強会やグループが立ち上がり，地域のセラピストコミュニティが目に見えて活性化していきました．

■ 急性期・回復期病院での経験を通して

　そして，勉強会などの院外活動に積極的に従事していく中で，3年目に異動した同一法人

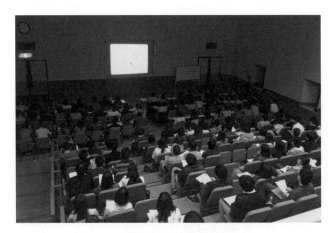

図2　第1回の勉強会の様子

の急性期・回復期病院の中での立場やアクションも変化していきました．それまでと明らかに
状況が変わり，先輩や後輩に頼られることが増えました．もちろん，若いくせに生意気だと思
われてもいたでしょうが，「誰かが必要としてくれていること」を原動力に，無我夢中で「臨床
家としてのありたい姿」を追い求めました．

　異動後の病院でも，とにかく落ち着きのない若手でした．整形外科医と手術室内でリアルタ
イムでディスカッションする，理学療法士とともに患者の自宅周辺で生活場面の歩行分析をす
る，耳鼻咽喉科医や言語聴覚士が行う VF（嚥下造影検査）に入り込み，姿勢分析や上肢と頭頸
部の運動調整をする，病棟看護師と連携し，病院内の各病棟のすべての車いすの購入整備を行
うなど，患者の利益のためならば，あっちこっちどこにでも顔を出し，積極的な多職種連携を
行う無鉄砲な作業療法士だったと記憶しています．

　また，患者とのかかわり方にもこのころ，大きな変化が生じました．今でも忘れられないの
は，クロイツフェルト・ヤコブ病という，日本ではおおよそ 100 万人に年間 1 人の割合で発症
する非常にまれな疾患を有した若い男性を担当した 5 年目のときのことです．

　異常プリオン蛋白の影響で急速に症状が進行することから，1〜2 日で急速に失認症状を中
心とした高次脳機能障害や運動障害が出てきました．脳神経内科医からも「いつ寝たきりの状
態になるかわからない」とコメントがありました．

　あまりの急な状況変化にご本人やご家族が不安の渦中にいる中で，私は作業療法士としてこ
の方々に何ができるかを自らに問いました．そして「ご本人が生きていた証を残し，家族と共
有しよう」と決意し，リハビリテーション医に許可をとり，担当理学療法士，言語聴覚士に頼

み込んで単位を分けてもらい，ご本人と奥様と私で「今までの思い出の地や自宅をタクシーで巡ってフォトブックをつくる」プランを考えました．そのときのご本人の運動・認知機能を考えて，私がサポートできる範囲で遂行可能な，最後にできるご本人の「大切な作業」，さらにはご家族がご本人を失った後も「心に残る時間」を優先しました．

　残念ながら，ご本人はその外出からしばらくしてお亡くなりになりましたが，ご自宅や過去のデートコースなどでのご本人と奥様の弾けるような笑顔を，今でも忘れることができません[注]．

　もともとは時代背景的にも身体面に対する介入のスキルを上げることに関心が強かったのですが，私はこの出来事をはじめとした「人がどう生きていくか」に焦点を当てた臨床に出会い，大きく価値観を変えることができました．こうした臨床での一つひとつの経験は，今日の私の大きな礎となっています．

　「立場が人をつくる」という言葉がありますが，私の場合は自らつくり出した病院内外の立場やチャレンジが，臨床における責任感や覚悟を生み出す源泉となりました．そしてこの臨床時代の7年間で，今日まで続く作業療法士としてのアイデンティティの基盤が構築されていきました．

注：個人が特定できないように個人情報や経過に若干の改変を行っています．以後の章でも患者やご家族等の個人情報には同様の改変をしております．

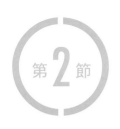

第2節　教育時代（養成校勤務）

突然訪れた転機と大きな勘違い

　病院内外での活動がたくさんの方々の耳に届いていたためか，このころから他県での講師依頼をいただくなど，私個人に対して徐々にお声がかかるようになってきました．そしてある日突然，知り合いの教員の方から「元廣くん，教育に興味あったよね？　学校の先生をやってみない？」とお誘いをいただくことになるのです．

　正直，そのときはオファーに心が踊ったことを覚えています．なぜなら，私はもともと高校時代に学校教員か作業療法士になりたいと進路に悩んだ経緯があったからです．そして，そのことを積極的に周りの方々にも話していたことが功を奏したかたちでした．そのため，ほぼ悩まず28歳で島根県の伝統校の作業療法養成課程の専任教員になることを決めました．

　しかし，いざ入職してみると，想像とはかなり異なる世界が広がっていました．臨床では患者がいるのが当たり前で，自分たちはいかに質の高い医療を提供して，患者の健康と幸福を支援するかが重要なアウトカムでした．恥ずかしながら当時，私は臨床の延長線上に教育があるような感覚をどこかでもっていましたが，それはまったくの「勘違い」でした．

　教育は教育に特化した知識や技術が必要で，それが十分に養われていない中で臨床家の価値観をそのまま学生に指導する，昔ながらの教育の「恐ろしさ」と「脆さ」を強く感じたスタートとなりました．そのため，今までに培った臨床家の知識や技術を「学びほぐす（アンラーン）」ことが，私の教育者としての最初の重要課題となりました．

　仕事自体も非常に過酷なものだったのですが，とにかく教育学や心理学などをはじめとした諸学問を「学び直す（リスキリング）」ことで，臨床家から脱皮して，私なりの教育者としての哲学や「ありたい姿」を見つけ出すことに精一杯だったことを思い出します．

　また，地方養成校の学生募集の課題にもすぐに直面することになります．私は学校教員の業務は教育や研究がかなりのウエイトを占めていると思っていましたが，それも大きな「勘違い」でした．学校法人は，主な収益源となる学生募集がうまくいかないと破綻してしまいます．日本中でそうした学校は多いですが，就任した学校も学生募集が重要な課題であったため，どう

したら学生や保護者，高校教員などの利害関係者に選んでもらえる学校になるかを，寝ても覚めても，徹底的にひたすら考える生活を送っていました．

役割にも大きな変化がありました．結果を出すためのブランドコンセプト構築，ホームページ構築，学生募集促進資料作成，進路ガイダンス，高校訪問の仕組み策定，オープンキャンパス，入試項目，学内カリキュラム設計，卒業生支援，プレスリリースなどを再構築する広報渉外プロジェクトメンバーの中核として，入職まもなく参画することになるのです．

大きな権限と責任を1年目から負っていたのは本当につらかったですが，今まで経験のない業務にワクワクもしていたことを思い出します．これまでの臨床での経験をすべてリセットして，ゼロから考え，広告・広報などの分野を学び直して，資源や予算がない中で学科業務と並行して広報渉外のプレイングマネジャーとして考え得る策を打ち続けました．

そうしていく中で，教育内容と広報渉外の仕組みを変化させながら，さらなるカンフル剤が必要だという判断に至り，博報堂ブランドデザイン，行政機関，島根大学などの機関と連携し，地方創生加速化交付金という国からの大型資金をベースにした，地域の伝統産業（雲州そろばん）とリハビリテーションの価値を掛け合わせた「産業再生プロジェクト」をメインで担当することになりました．

その作品をTOKYO DESIGN WEEK「TOKYO AWARDS 学校作品展」という国内外の大学生によるデザインの祭典に出品するために，半年間ほど東京や島根など各地で広告代理店，そろばん業者，建具屋などさまざまな産業分野とともに，コンセプト検討とプロトタイプ作製に励みました．そして，テグスを応用したある仕組みでそろばんの珠を宙に浮かせてアートにして，ハンディキャップがある方々やそうでない方々も含めたインクルーシブな場をデザインとして表現する「FURERU」という作品を学生とともにつくり，明治神宮外苑での出展やプレゼンテーションを行いました．その結果，なんと出展していた国内外の美術系大学をすべて抑えてグランプリに輝くことができました（図1）．このときに「リハビリテーションの価値は適切な言語や表現で社会に出すことではじめて評価され得るものになる」と業界におけるブランディングの重要性を強烈に感じ，心から感動したことを今でも覚えています．

越境して必要な経験を取りにいく

これらのさまざまな仕事を通じて，学生の入学数や学校の雰囲気，対外的な評価も目に見え

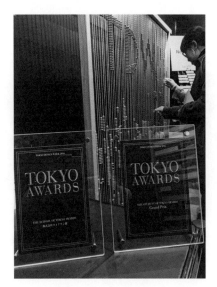

図1 TOKYO DESIGN WEEK 2016
でのグランプリ受賞

て劇的に変化していきました．そういった結果がまた学内での評価にも影響することになり，なんと，地域の最も歴史のある伝統校で就任2年，史上最年少30歳で作業療法学科長を拝命することになったのです．過去学科長は40代中盤以上だったので，まさに異例の人事だったと思います（おそらく全国で最も若い学科長だったのではないでしょうか）．

こうして名実ともに作業療法学科の再建を託されるかたちになりましたが，そのタイミングから部下がほぼすべて年上（40〜60代で前役職者含む）になるという，筆舌に尽くし難いタフなマネジメントの現場を3年間経験することになります．

役職に就く中で，学科マネジメント，通常授業，指定規則改正対応，カリキュラム設計，国家試験対策，学生募集，実習先の確保，スーパーバイザー会議の運営，教員採用，部下の教育などの通常業務の要求レベルも跳ね上がりました．

さらには，教育魅力化の一環として地域での課題解決型授業などの産官学連携事業開発，COVID-19拡大の影響による学内科目のリモート化，専門職大学の設置審査，文部科学省対応，教育課程の構築，設置認可資料の作成，海外大学との協定締結，インターン制度構築など，初めて体験する困難な出来事続きでした．

そこに博士課程の研究などが重なって，とにかく当時はまったく休みもなく，まともな睡眠も取れずに悶え苦しんでいたことを，今でもフラッシュバックのように思い出します．そして，無理がたたったのか，教員5年目の期間はその反動で燃え尽きたように物事に集中できなくな

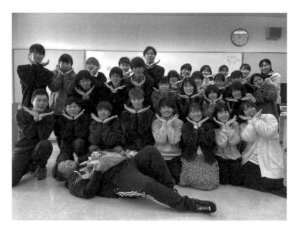

図2　養成校時代の教え子たちとの1枚

リ，あらゆることへの情熱を失ったかのようになってしまうのです．

　そうした身体面・精神面の無理はあったのですが，結局多くの方の力をお借りしながら，在籍期間で作業療法学科の学生数は入職時から約2.5倍まで向上し，入学学生の偏差値も大きく伸び，教育内容もより発展させることができました．そして，それをシステムに落としたことで，本書執筆現在も前所属は安定した運営ができていると聞いています．

　何より嬉しかったのは，今までの姿を見てくれていた作業療法学科の同僚や全クラスの学生が，私の退職時それぞれに心温まる送別会をしてくれたことです（図2）．それまで激務の中，誰も自分を理解してくれないといった孤独感にさいなまれていましたが，本当に救われた気持ちになりました．皆からもらった色紙や写真は今でも大切に保管して，たまに見返すことで元気をいただいています．この場を借りて，当時の同僚や教え子たちに心から感謝したいです．

　本書ではとても表現できない多くの出来事がありましたが，総じて専門職というよりはビジネスパーソン，マネジャー，教育者として今につながる，一般の作業療法士では「得がたい経験」を積むことができた時期でした．

　今思い返すと，これは勇気をもって「学びほぐし（アンラーン）」と「学び直し（リスキリング）」をしながら，未体験の領域に「越境」したことで得られたものでした．まさに教員時代の5年間は，私のキャリアの大きな転機となりました．

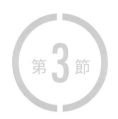

第**3**節　研究時代（大学院修士課程〜博士課程）

研究の世界に飛び込む

　教員になった 28 歳のタイミングで，私は臨床経験のみでは学生教育はできないと考え，また研究領域にも興味・関心があったことから，社会人として大学院への入学を決意しました．当時の関心領域だった脳血管障害の臨床からリサーチクエスチョンを導き出し，手続き記憶に関する研究に従事するために島根大学大学院医学系研究科修士課程に進学し，神経内科学講座（内科学第三講座）に所属することになりました．

　進学後，脳血管疾患研究の権威である神経内科学講座，山口修平教授（現・島根県病院事業管理者）を指導教官としながら，小野田慶一先生（現・追手門学院大学心理学部教授）に直接の指導を仰ぐことになりました．

　それまで島根県内には研究指導ができる作業療法士が少なかった（学位取得者も非常に少なかった）ことも影響して，臨床時代にほとんど研究に関する経験をしないまま，医学研究の世界に飛び込むことはまさに「無謀」の一言でした．もともと在籍していた病院がまったく研究を行う環境でなかったことから，論文をレビューすることや統計解析などもままならない中での入学だったのです．授業や解説書，セミナーなどで修士研究に耐え得る力を身につけようと必死でしたが，数学をベースとした講座のレベルは高く，まったくと言ってもよいほど歯が立たなかったのを覚えています．

　しかしながら，養成校勤務時代に鍛え上げた持ち前のタフさで何とか手続き記憶の実験装置を構築し実験データをとり，修士論文を書き上げて発表するに至りました．

　修士の 2 年間，山口教授には温かく見守っていただき，小野田先生には出来の悪い院生であった私の成長を促すために度々深夜までお付き合いいただいたことを思い出します．当時私も若く無茶ができた側面もありますが，「自分の心の声に従って未体験の領域に飛び込んでみることや，そこで逃げずに立ち向かうこと」の重要性に気づいたタイミングでもありました．

　修士課程を修了してから，教員として地域での医療や教育に携わっていたこともあり，研究の関心領域が個人の病態から「地域，集団，環境」へと大きく変化していきました．そして，

第１章　ジャンルを「越境」できるセラピストの強み〜著者の職業経験から〜

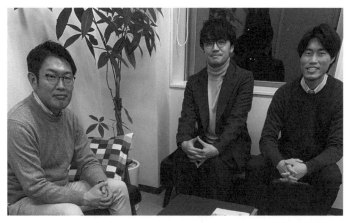

図1　安部孝文先生（島根大学：左），奥山健太先生（ルンド大学：右）との研究ミーティング

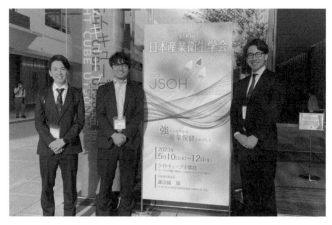

図2　白土大成先生（鹿児島大学：左），由利拓真先生（京都橘大学：右）との，国内外研究チームで進められている研究の学会報告

　ご縁をいただき同大学院地域医療教育学講座の故・熊倉俊一教授のご厚意で博士課程に進むことができました．研究では，地理情報システム（geographic information system：GIS）を用いた居住地特性の分析と検診データでの認知症の関係を縦断的に調査しようと考えました．

　その研究で本当に運がよかったのは，熊倉教授の懐の広さに大きく助けられ，追手門学院大学に移っていた修士での指導教官の小野田先生や，島根県の検診データなどを用いた疫学研究を中心に行っていた，島根大学地域包括ケア教育研究センター（CoHRE）の並河 徹教授，磯村 実教授，安部孝文助教，奥山健太研究員（現・スウェーデン，ルンド大学）など今にもつながるたくさんのご縁をいただき，共同研究チームを構築することができたことです（図1，2）．

そのことにより加速度的に研究が進んでいき，科学研究費を取得しながら，欧州公衆衛生学会での研究発表や国際的な環境・公衆衛生の学術誌の掲載に至りました．博士4年のときに，闘病の末，熊倉教授がご逝去され，共同研究者のお一人であった並河教授に指導教官が変更になり，最後まで導いてくださったことにより，無事に4年間で博士課程を卒業し，博士（医学）の学位を取得することができました．

　もちろん，研究は自力で進めていくことが重要なのですが，これらの出来事から私は「必要なスキルをもった方々と協業することで一人では出せない成果が出るし，コミュニティを越境したり，それらをマネジメントしていくことが自分の得意なスタイルである」ことも自覚することができました．これら修士課程や博士課程での自己の適性への気づきは，それからの人生において非常に役立つものでした．

自分にとっての研究の意味

　大学院で行ったこの一連の研究の流れは，のちにベンチャー企業を創業し，事業を起こすことにもつながります．博士課程最終年で起業をすることになるのですが，その構想段階で「研究論文の数やIF（インパクトファクター），被引用数などのアカデミアにとって重要な数字は，私にとってどういう意味があるのだろう？」，「私の今の立場だからこそ，ありたい姿や得意な研究のかたちをゼロからつくることができるのでは？」と自分自身を見つめるように向き合って，「自分にとっての研究の意味」をじっくりと考えるようになりました．

　博士課程で学んだことを参考にしながら，まずは会社と連動した外部との研究コンソーシアムをどのように構築するのかをイメージしました．そしてその案をもって，博士課程での共同研究者である安部孝文先生や奥山健太先生にご相談も重ねながら，健康経営事業と連動して，データを事業に反映する研究計画を構築しました．

　そして，執筆現在では県や市，財団などの公的機関と連携して研究データを一般企業から取得しながら，労働者のさまざまなアウトカムに健康経営サービスで起こり得る現象がどう関与するのか，研究を進めています．全国のさまざまな能力をもった方々に会いに行って，未来志向で仕事をご一緒できる弊社の研究者チーム（京都，島根，広島，福岡，鹿児島，スウェーデンなど）を構築し，研究資金を調達しながら，研究成果を学会や論文で徐々にまとめていっています．

さらに，研究内容は事業内容にもすぐに反映できるようにして，会社のシステムにも組み込んでいます．最近では，私にとっての研究の意味・価値は「社会実装に直結するかどうか」になっており，研究結果を自らの手でダイレクトに事業やアクションに反映させ，人々の幸せにつなげるためにどうするべきなのか，毎日頭を悩ませています．

　このように，私の仕事の変遷とともに，リサーチクエスチョンが修士課程での神経研究（臨床での疑問）→博士課程での集団・地域の公衆衛生研究（教育，地域開発での疑問）→事業への実装研究（ベンチャー創業後の展望）へと「その時々の自らにとって意味のあるかたち」に変化をしていったことは，キャリア的な視点で振り返ると面白いなと感じます．そして，研究で培われたデータサイエンスやロジカルシンキングなどのスキルや研究者とのコミュニティ，学位などの社会的信用は，大いに役立つことを日々実感しています．

　このように，経験は本当にどういったかたちで人生に役立つのかわからないなと感じます．研究の経験を教訓に，最近でもチャレンジに迷ったときには「まぁ，おいおい人生の肥やしになるだろう」と思い，一歩踏み出してみるようにしています．

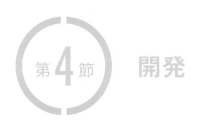

第**4**節　開発

地域で学びの場をつくる

■「CBR プロジェクト」の構築

　時期としてはほかの節と重なる部分がありますが，この節では「開発」というキーワードのもとでキャリア上の出来事や想いを振り返ってみようと思います．

　開発というワードを聞いたときに真っ先に思い返す出来事としては，教員時代にのちの会社の共同創業者となる，当時まちづくりに関係する株式会社に所属していた藤井寛幸氏とともに開発・地域実装した地域課題解決型授業「CBR プロジェクト」が挙がります．

　2017 年当時，私たちは今までの作業療法学科のカリキュラムに疑問をもっていました．

「地域に出ていく授業はあるけれど，単に学生が地域に出て教育の場にするだけで，結局地域自体はその授業を通じてよい方向になっていないのではないか？」
「作業療法士の養成課程で臨床実習などはあるけれども，作業療法士が社会課題を解決しようと思ったら，学生のうちから自分たちの専門性が社会でどう活かせるかにチャレンジしていく必要があるのではないか？」

　これらの疑問に対して，今までの既存の取り組みで解決できる道筋がなかったので，「ないものはつくればいい」と 2 人で 1 年間ほどかけて構想を固めていきました．国内外のさまざまな事例に触れていく中で，WHO などが提唱している CBR（Community-based rehabilitation）[1]という概念に出会いました．その概念は，発展途上国のような医療的リソースがない環境で，いかにまちの文化やコミュニティなどを活用してリハビリテーションを叶えていくかといったもので，過疎化が進む中山間地域にあるフィールドで実施するには非常に親和性の高いものでした．それを用いて，まちづくりと教育を兼ねた 2 泊 3 日の「多職種連携・地域課題解決プロジェクト」として，CBR プロジェクト[2]のフレームワークを構築しました．

　構想が固まって，学校と会社にそれぞれ企画を通したのちに，まず動いたのはビジョンに共感してくださる「仲間集め」です．学校単独で実施するのではなく，本当の意味で地域に根付

いていく「共創」のかたちをとる必要を感じていたため，実施候補地区の島根県雲南市の三刀屋地区まちづくり協議会の会長をはじめとした皆様を訪ねてビジョンをお伝えし，まちづくりのキーマンとともに授業を展開していける土壌をつくりました．また，他職種の仲間たちにもファシリテーターとして学生たちにかかわってほしかったので，理学療法士，看護師，音楽療法士，NPO職員など幅広い方々にもご参画いただくように授業をデザインしました．

そこから次に，各機関やフィールドのさまざまな「地ならし」に取り組みました．学校での授業内容は前後の各授業や卒業基準とのつながりをつくり，授業科目の到達度の調整や連動性を再整備しました．そうでないと，事前知識や事後のアウトプットの場などがない単発の授業となり，学生の深い学びや変化は得られないと考えたためです．

また，地域においても本当の意味での協力者が地域住民にいる必要があるので，そういった授業をともにつくってくださる方々に日々丁寧にアプローチしていきました．さらには，報道関係者や行政関係者もプロジェクトにかかわっていただけるように根回しをしておきました．そうして関係各所が整い，実際にプロジェクトをスタートすることができました．

■ プロジェクトの成果

実際にプロジェクトを実施すると，学内で見たことのない学生の悩みや葛藤に向き合う姿を見ることができました．さらに，大人も学生も皆がまちをよりよくしようとする姿勢に後押しされるように，まちが変化していく様子がありありと感じられました．

プロジェクト後には，若者の意見をまちに反映させる「若者会議」という会議体が新設され，学生においては授業前後でさまざまな心理・社会的変数の変化も見ることができています[2]．

さらには，この授業体験から学生の進路の多様性がグッと膨らむのも教員として大変に嬉しい報酬でした．このプロジェクトを通じて「人や組織の可能性が拓ける瞬間に立ち会う」ことが，私の「ありたい姿」の一部だということも強く自覚したことを覚えています．

CBRプロジェクトに関する研究実践は，学術誌『作業療法』への掲載や世界作業療法学会（パリ）での発表も行い，今では県内外の多くの大学・専門学校と連携してこのプロジェクトを広げています．

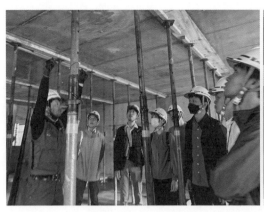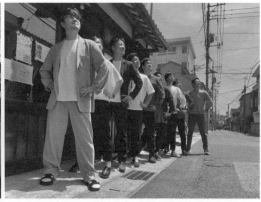

図　全国の方々とともにつくるリカレントプログラム「Canvas スタディツアー」

今までの取り組みを次のアクションに派生させる

　こうして振り返ると面白いのですが，この CBR プロジェクトもほかと同様，現在の会社事業に派生してつながっています．CBR プロジェクトを卒前教育とした場合に，卒後教育として学び直しを目的に開発したプログラム「Canvas スタディツアー」も毎年数回実施しています（ありがたいことに，募集すると即締め切りになる人気ツアーになっています）（図）．

　さらには，日本臨床作業療法学会や松江市の MATSUE 起業エコシステム推進会議（アントレプレナーを輩出する組織体）などさまざまなカテゴリーの機関とコラボレーションして，セラピストの枠を超えたリカレントプログラムとして発展を遂げています．

　また，起業してからは一般企業や大学とのさまざまな製品開発にもチャレンジしました．創業 145 年の老舗寝具メーカーの浅尾繊維工業と印刷会社の千鳥印刷とともに，オフィスワーカー向けの腰痛予防クッションの開発を行い，クラウドファンディングサイトで販売した結果，目標金額の 1,692 ％，338 万 5,800 円を売り上げることができました．そのほか，工学系研究者や大手 IT 企業とともに働く方々の現場で用いることができるコルセットを開発したり，大手企業とともにヘルスケア事業の開発に着手するなど，本書執筆時点でもたくさんの他分野とのコラボレーションプロジェクトが進行しています．

　最近では，こうしてセラピストの領域を「越境」して他分野の方々と「共創」しながら価値をつくることが仕事の一部になりつつあります．この流れも，キャリアの変遷が生み出した私の働き方の得意なパターンであると言えるかもしれません．

セラピストはその職業特性上，エビデンスなどに基づいて課題を高いレベルで解決すること
は非常に得意な反面，「課題そのものを発見」して，今までにない切り口で解決していくことは
苦手だと感じています．自分たちが課題を解決するために既存のシステムに乗るだけでなく，
現状をしっかりと見つめて，市場から求められている課題を抽出し，見定めたうえで，新たな
モノやコトを開発していくことがセラピストの新たな社会課題解決になると，私は自らのキャ
リアの中で学ぶことができました．

引用・参考文献

1）WHO, et al：Community-based rehabilitation：CBR guidelines. WHO Press, 2010
2）元廣　惇，他：地域課題解決型授業の教育効果．作業療法 40：126-132，2021

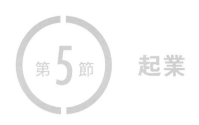

起業

自分のありたい姿に従う

　教員として 5 年目に入ったころ，さまざまな出来事を重ねて，私の心身は疲弊していました．しかし，また大きな転機が訪れることになります．ある西日本の有名大学から 10 月ごろに「教員としてうちに来ませんか？」と声をかけていただいたのです．

　教育・研究自体は本当に好きだったので，その場でほぼ即決してお引き受けすると返答をしました．ただ，それから何か心に引っかかるところがあり，モヤモヤした日々を送っていました．そんな中，12 月ごろに会社の共同創業者となる藤井寛幸氏とたまたま会った際に大学に行こうとしていることを話したところ，「大学教員になるのはいいけれど，自分で新しく価値づくりをしていないのに，学生に何を教えられるんですか？」と，今後忘れることができなくなる言葉を伝えられるのです．

　この言葉に私はハッとしました．それと同時に，モヤモヤの正体が「自分自身が考える，心からやりたいと思えるチャレンジをやり切っておらず，どこか諦めていた」，「キャリアの流れを環境や業界のあるべき姿に任せて，自分のありたい姿に従って決断していない」ということに気づきました．

　そして，大学就任をお断りし，島根県で藤井氏と温めていた産業分野のプロジェクトをベースにしたベンチャー企業の共同創業を 34 歳で決意するのです．ただこのとき，私の家庭には未就学児が 3 人いる状態でした．大きなリスクを共に背負ってくれた妻や家族には本当に頭が上がりません．

　起業を決意してからは本当に大変な日々でした．まったくと言ってもよいほど起業に関する知識がない状態で，文字通り手探り状態で必死に知識をアップデートしながら行動を続けました．そんな中でも，ただ一つだけ大切にしていたことがあります．それは「既存の会社のかたちに私たち個人を当てはめることをせずに，私たちのありたい姿や特性に基づいた会社を既成概念にとらわれずにゼロからつくる」ということでした．そのため，いろいろと大変でしたがまったくブレることなく会社や事業のかたちができあがっていきました．これまでのさまざ

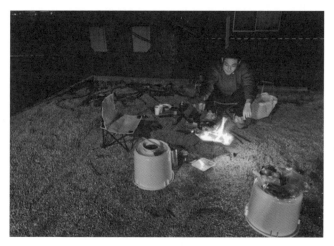

図1　創業初期の様子

な職業経験や人脈も生かしつつ，自分たちが得意で，かつやりたいことがそのまま仕事になっていく感覚があったことを覚えています．

　そして，紆余曲折はありましたが，2021年3月に一般企業の職業病を対象とする健康経営支援，地域課題解決事業，教育，研究事業などをベースとした「株式会社Canvas」を創業するに至りました．

　起業初期はまさに苦難の連続でした．創業当初は資金もあまりなく，中山間地域の民家の2階（もともと倉庫として使っていた）をご厚意によりわずかな家賃で間借りさせていただき，そこをオフィスにして活動していました．事業所の看板も地域の方の手作りで，何度も資金が底をつきそうになりながら，裏山から薪を調達して，野菜やスーパーの値引き品を屋外で焼きながら食べて（図1），何週間もオフィスに泊まり込みで夜を越していたのは，今となってはいい思い出です．

　地域の伝統校の学科長だったところから，急に民家の2階でTシャツ短パンで仕事をするようになった姿を見て，周りの人たちからの「あいつらは終わった」，「どうせ失敗する」という心ない声も間接的に耳に届いていました．ただ，なぜか怒りや悲しみの感情は湧くことなく，真っ直ぐに事業や顧客に目が向いていました．周りのさまざまな言葉や目線が雑音にしか感じず，今までの人生で最も充実している時期でもありました．

　事業をスタートしてすぐに，顧客にかかわればかかわるほど，この事業で収益を上げる難しさに直面しました．考え方のベースは医療従事者であるがゆえ，健康経営事業を構築して営業

をかけても「自分たちに何ができるか」をベースに話が展開されてしまい，顧客の真のニーズがつかめなかったのです．当然，まったくと言ってもよいほど契約には至りませんでした．

　そのため，起業して1年間は特に経済団体の会合に頻繁に顔を出して，経営者や従業員の方々が何を考えて，どういったニーズがあるのか，どういったことにお金を払おうとするのかなどを，毎晩のようにお酌しながら話をして探っていきました．

偶然の出来事で活路が拓かれる

　そして，創業1年で失敗と挑戦を重ねていたことで，経営者，従業員，行政，銀行，大学，セラピスト業界などの各利害関係者，それぞれが何を欲しているかがぼんやりと見えてきはじめたときに，大きく状況が変わりはじめました．しまね産業振興財団から，オフィスとしてテクノアークしまねという産業系機関が集結している県の施設への入居を勧めていただいたのです．

　紆余曲折はあったものの，銀行（融資），行政（補助金），セラピスト業界（クラウドファンディング）からの資金調達が成功し，顧客企業が目を向けてくださり，徐々に起業事例が生まれ，協会けんぽ（全国健康保険協会）島根支部の目に止まることで，協会けんぽの企業支援のプログラムに弊社のサービスの一部を入れていただけるようになりました．

　さらに状況は加速して，2年間ほどで中国地方への顧客企業拡大，NHKをはじめとする多数のメディア出演や厚生労働省，全国の大学や国際学会，経済団体などでの講演，フランチャイズでの全国への事業展開，アジア圏の展開打診，DX（デジタルトランスフォーメーション）開発に携わりました．そして，全国75万社ほどが加盟する全国法人会総連合が主催する「健康経営大賞2022」に顧客企業とともに共同で提出した弊社の健康経営事例が，47都道府県最優秀事例に選出されるに至りました（図2）．

　上記は本当に端折ったわずかな会社の変遷ですが（図3），執筆時点でも毎日のように大きく状況が変わりつつあり，起業してから約2年の間に驚くべきスピードで仕事が生まれています（具体的な事業内容や企業事例などは，別の書籍や講演などの機会でご紹介できるかと思います）．

　私はこれだけのスピード感をもって会社が前に進んだ要因が大きく3つあると考えています．まず，①地域と密接に関係をもち，価値を共創する「地域共創型ベンチャー」というスタ

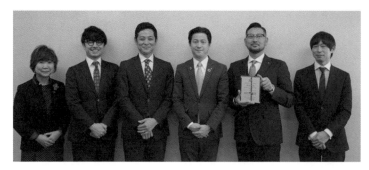

図2 法人会「健康経営大賞2022」の受賞と松江市長（右から3人目）表敬訪問

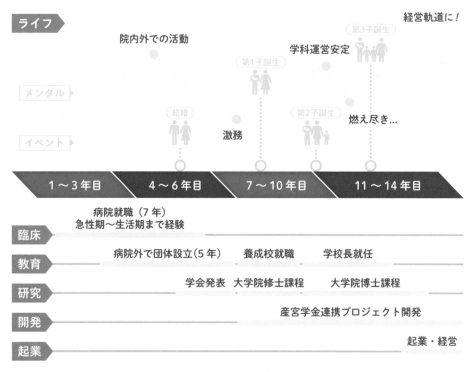

図3 キャリア年表

イルをとったこと. さらに, ②市場の「真のニーズ」を深掘りすることを一番最初に取り組んで, 一貫して続けたこと. そして何より③「自分たちのこれまでのキャリアのつながりや, ありたい姿を深掘りして, それを心から信じて, 恐れることなく前に進んだこと」です.

この③に関しては, 今何かを始めようとしている方々, 何かに悩んでいる方々などあらゆる方に応用が可能です. 自分を見つめ直し, ありたい姿を考えることに取り組むことで, 人生には大きな変化が生じるものだと私は確信しています. だからこそ, 私は会社経営のかたわら,

キャリアコンサルタントとして，セラピストの皆さんの可能性に伴走できることに喜びと使命感を感じながら日々仕事をさせていただいています．

＊　　　＊　　　＊

　この章では，私の経験をベースにキャリアを考えるうえでの教訓や転機についてお伝えしました．これからの章では私の経験とも一部つなげながら，キャリアデザインの理論や実践，事例などを具体的にお示しし，読者の皆さんがキャリアについての考えを深められるような構成にしています．

　ぜひ，ゆっくりとご自身のことと重ね合わせながら，見つめるように読み進めてみてください．本書があなたらしい「ありたい姿」と向き合う一助になれば，こんなに嬉しいことはありません．

第**2**章

セラピストの
キャリアデザインに
必要な「理論」とは

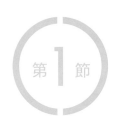
なぜ今，キャリアデザインが必要なのか？

　読者の皆さんは，「キャリアデザイン」というワードを聞いてどのような印象をもちますか？セラピストは医療専門職であることから，「資格，認定，学位」などの業績を蓄積していき，勤めている組織で評価をされて昇進する「旧来のキャリアデザイン」のイメージが比較的根強く残っている職種であると，キャリアコンサルティングの現場から日々私は感じています．

　それゆえ「キャリア」と聞くと，どこか一部のエリートのための言葉のようで，他人ごとのような印象がある方もいらっしゃるかもしれません．しかしながら，「キャリア」は本来働くことのみでなく，結婚，育児，介護，学びなど，すべての方の生活の営みや人生のあり方に密接にかかわっている概念です．

　医療専門職のキャリアデザインは今，大きなパラダイムシフトを迎えています．病院の統廃合，診療報酬の変化，供給過多による資格の希少性低下など，さまざまな外的要因が影響して，「組織や業界の基準による積み上げ型キャリアアップ」の限界が訪れていると言われています．事実，セラピストやそれ以外の医療専門職においても，働き方の多様化が近年著しく進んできています．

　そのような背景の中で，キャリアのあり方に悩むセラピストが非常に多くなったと体感しています．ただその悩みは，キャリアを組織や業界の流れに預けるのではなく，「自分ごと」として向き合おうとしている証左であると肯定的にもとらえています．

　この章では，キャリアデザインにかかわる客観的データや各種関連理論をセラピストの皆さんの現場での出来事と接続しながら，事例ベースでお伝えしていきます．まずは読者の皆さんがキャリアデザインを「自分ごと」として身近に感じていただければ，嬉しく思います．

一般業界のキャリアデザインの現状

■「キャリア」という言葉の定義・認識

　これは普段からセラピストのキャリア支援をしている立場である私の肌感覚ですが，「キャリア」という言葉にアレルギーがあるという方は，特に30代以降の方に多いのではないでしょ

うか？

　もともと，日本において「キャリア」という言葉には終身雇用を前提とした社会構造の影響からも，「職業経験の積み重ね」というイメージがありました．実際に厚生労働省が 2002 年に公表した「キャリア形成を支援する労働市場政策研究会」報告書[1]によると，キャリアの定義は以下のように説明されています．

　一般に「経歴」，「経験」，「発展」さらには，「関連した職務の連鎖」等と表現され，時間的持続性ないしは継続性をもった概念．

　このような背景からも，一昔前は一部の高学歴者やエリートを「キャリア組」という言葉で説明することもありました．

　また，文部科学省の「高等学校キャリア教育の手引き」[2]を参照すると，本邦では 1999 年の中央教育審議会答申において初めて「キャリア教育」という言葉が登場し，そこから 20 年あまりをかけてキャリア教育の整備が進んできた経緯が見て取れます．事実，2019 年に公示された新学習指導要領[3]の中には，当たり前のように「キャリア教育」の文言が組み込まれています．

　この社会背景から，教育の過程で「キャリア教育」を受けた度合いは若い世代ほど多いのかもしれません．私はこうしたキャリアに対する認識や能力の「世代間格差」も大きな社会課題であると考えています．

■ 大きく変化する近年の「キャリア」

　本邦においてはここ近年，「キャリア」という言葉の価値観が大きく変遷しています．英国の組織論学者であるリンダ・グラットンらが執筆した『LIFE SHIFT』[4]という書籍が 2016 年に出版され，「人生 100 年時代」という言葉が強烈なインパクトをもって世の中に浸透していきました．それまでは「学生→仕事→引退」といった組織での終身雇用を前提とした「3 ステージ」の働き方が当たり前の価値観でしたが，その途中でキャリア探索や学び直しなどさまざまなステージを行き来する「マルチステージ」でのキャリアを提案し，誰もが 100 年生きることを前提としたキャリア選択をすべきであると示したのです（図 1）．

　さらには，古典的なキャリア理論も現代の社会変化の中で見直されてきています．米国ボストン大学経営大学院のダグラス・ホール[5]が 1976 年に提唱した「プロティアンキャリア」と

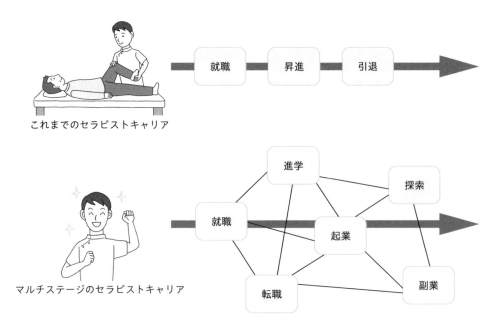

これまでのセラピストキャリア

就職 → 昇進 → 引退

進学
探索
就職
起業
転職
副業

マルチステージのセラピストキャリア

マルチステージではさまざまなキャリアのステージを行ったり来たりする

図1 マルチステージのセラピストキャリアのイメージ

いう，キャリアの資本を「組織」でなく「個人」に置いた理論があります（第2章7節参照）．この理論ではキャリアが個人によって管理され，仕事の満足度を高めながら心理的成功を得ることが重要視されています．

本邦でも近年，この古くからある理論と現代の社会構造のマッチングが行われ，今までのキャリアのイメージを一新させる概念を紹介した書籍や発信が非常に多くなってきています．社会全体がキャリアに対する考え方の「パラダイムシフト」の時期にあると考えてもよいと思います．

キャリアコンサルタントが感じるセラピスト業界の課題

では，セラピスト業界での「キャリア」に対する認識や取り組みの現状はどのようなものでしょうか？　学校教育では，2019年に改正された養成校における新指定規則[6]の中に「管理学」の科目が新たに組み込まれ，学生が多様なキャリアのあり方に触れることも増えています（私も執筆時点で，複数の大学の管理学系授業でキャリアのお話をさせていただいています）．また，現職者においては日本理学療法士協会，日本作業療法士協会ともに生涯教育制度を近年

大きく改定[7,8]しました．さらに，国や職能団体のレベルでも，さまざまな変化に対応した動きを見て取ることができます．

　しかしながら，一部の方々を除き，本邦の多くの学生やセラピストは深刻な「キャリアの危機」に陥っていると私は考えています．生き生きと自分らしく働けており，自信をもって「この仕事は自分の価値観に基づいたものだ！」，「自分のキャリアの未来は明るい！」と言える方はどれほどいらっしゃるでしょうか？

　私が実際に学生指導やセラピストに対してキャリアコンサルティングを実施する中で，こういった声が多く聞こえてきます．

「このまま臨床で働き続けられる未来が見えないです……」
「研究をして学位まで取得しましたが，何のためにやっているかを見失いました……」
「教育機関で本来自分がやりたい教育ができている気がしないです……」
「起業したいと思っていますが，保険診療のイメージしかなく道筋が見えないです……」
「自分のキャリアが今後どうなっていくのかが不安でたまりません……」

　一つひとつ，丁寧に背景も含めて話を聞くと，当然，それぞれの個人的な要因も絡んでいますが，共通するセラピスト業界ならではの「思い込み」がいくつか浮き彫りになってきます．行き詰まっている方々の思考の傾向を以下に抜粋してまとめてみました．

・新卒はまず病院に勤めることこそがゴールドスタンダードであると思っている．
・一度就職をしたら3年は必ず在籍しないと専門職としてダメになると思っている．
・○○先生のようなセラピストになることこそが，唯一自分が目指す道だと思っている．
・組織の中で昇進し，業界で出世していくことが唯一のキャリアの成功だと思っている．
・学位，研究，論文などの蓄積が，最も価値のあるキャリアアップの手段だと思っている．

　言うまでもなく，病院に新卒で勤めるメリットはたくさんありますし，一つの施設で長く働くからこそわかることもあるでしょう．また，目標になるロールモデルがいることは素晴らしいことです．そして，組織での出世や学術活動などは非常に価値のあることですので，上記のような考え方も決して否定されるべきことではありません．

　しかし，相談に来られる方々や私が各地で出会う方の中には，上記のような「専門職としての正解」が養成課程から職業経験の中で知らず知らずのうちに構築されて，それに過度に縛ら

れて柔軟性を失い，自分の思考の幅を狭めてしまっている方が一定数いらっしゃいます．

　皆さんはセラピストとして，周りや自分がいつの間にかつくり上げたステレオタイプに，自分の思考や行動が強く支配されていないでしょうか？　そこから外れることを極端に恐れたり，選択肢から除外したりしていませんか？　また，その価値観に基づいて職場の規範を固めたり，ほかの人へアドバイスをしたり，行動を縛ったりしていませんか？

　キャリアに関する相談をいただくときに，「私にとってのよいキャリアのアドバイスをお願いします！」や「○○さんのキャリアのように私もなりたいです！」と話してくださる方々がいらっしゃいます．そのときに，私は必ず「そもそもキャリアに正解は存在しないので，過度に縛られないように注意してくださいね」とお伝えするようにしています．

　よいキャリアかどうかは自分が決めることですし，常に誰かのキャリアと比較して，相対的に自分のキャリアを見つめていたら，どこかで「誰かがつくった正解」と「自分の中での正解」の間で苦しんでしまうと私は考えています．

「あるべき姿」からそれぞれの「ありたい姿」を見つめる時代へ

　これまでをまとめて，皆さんに問いを投げさせてください．
　「あなたは誰かがつくり出した『あるべき姿』にとらわれていませんか？」
　実際に，私は学生時代に養成校のさまざまな教員から「セラピストは患者様のために一生を捧げて研鑽を積み続けるのがあるべき姿だ！」と教えられてきました．もちろんそういった考え方も大切なのですが，そこから私は「臨床をしっかりとやり続ける『のみ』が作業療法士のあるべき姿だ」と知らず知らずのうちに自縄自縛に陥り，長い期間，考えの柔軟性を失っていたことを思い出します．

　実際は，セラピストが社会をよくするための手立てはいくらでもあるのにもかかわらず，私はそこに十分に目を向けないまま貴重な20代の臨床期間を過ごしていたように思います．この感覚は世代によって大きく異なるでしょうが，皆さんはどう感じますか？

　また，もう一点考えていただきたいキーワードが「自分の本当にありたい姿は何なのか？」ということです．これは私がキャリアコンサルティングの現場でセラピストの皆さんによく投げかけている問いですが，読者の皆さんもぜひ取り組んでみてください．以下の出来事に「自

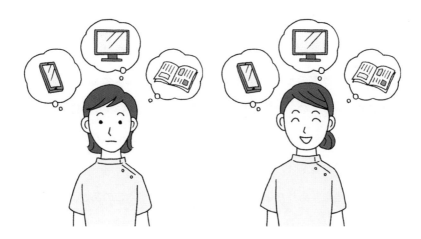

同じ出来事が起こっても人によってとらえ方が異なる
→キャリアにおいては「個人の意味づけ」が重要

図2 キャリアの出来事は個人によって意味が異なる

分にとって嬉しい，起こってほしいものの順位（1→3→2 など）」をつけてください．

①自分の研究が論文として掲載されて，海外の学会から賞賛されている状態

②自分が管理職になって，職場がうまく回っておりメンバーが生き生きしている状態

③自分が患者に信頼され，「あなたに担当してほしい」と言われている状態

　これまで，キャリアコンサルティングや講演で数百人に対してこの問いを投げてきましたが，同じセラピストでも順位がバラバラなのです（医療専門職は奉仕・貢献の意識が高い方が多いので，③が 1 位になることが多い印象です）．当たり前と言えば当たり前なのですが，同じ出来事が起こってもそれに対して満足できるか，嬉しいか，自分らしいと感じるかなど，いわゆる精神的充足を感じるかどうかは，個人の価値観に基づき「何に意味を見いだすのか」によって大きく変わります（図2）．

　このことについて，コロンビア大学の名誉教授であるドナルド・スーパー（1910-1994）は，「個人のキャリアは自分自身とその環境についての『その人なりの解釈・意味づけ』が主要な決定要因である」[9]との旨を述べています．この一文は，現代のセラピストのキャリアデザインを考えるうえで非常に価値のあるものだと感じています．

　本書における「ありたい姿」の定義とは，「その人にとって価値や意味を感じる自身やその周りの姿」です．誰かがつくった「あるべき姿」に縛られず，自身の「ありたい姿」にフォーカスしてキャリアデザインをしていくことで，多くの方のキャリアが大きく拓かれていく様子

を，私は全国の方々を支援する中で日々目の当たりにしています．

　私は医療従事者をベースとしたキャリアコンサルタントとして，「より強い，多い，高い」といった積み上げ型のキャリアのとらえ方から，「より意味がある，価値を感じる，共感できる」といった個人資本のキャリアのあり方を考えていくことで，多くの方が自分らしいキャリアデザインをあきらめることなく，キャリアを「自分ごと」としてとらえて，それぞれのかたちでデザインできると信じています．

　あなたにとっての本当に「ありたい姿」とは何でしょうか？　このあと，本書を通じて一緒に考えていきましょう．

引用・参考文献

1) 厚生労働省：「キャリア形成を支援する労働市場政策研究会」報告書について．2002
   https://www.mhlw.go.jp/houdou/2002/07/h0731-3.html（2023年6月5日参照）
2) 文部科学省：高等学校キャリア教育の手引き．2011
   https://www.mext.go.jp/a_menu/shotou/career/1312816.htm（2023年6月5日参照）
3) 文部科学省：平成29・30・31年改訂学習指導要領．2019
   https://www.mext.go.jp/a_menu/shotou/new-cs/1384661.htm（2023年6月5日参照）
4) リンダ・グラットン，他（著），池村千秋（訳）：LIFE SHIFT（ライフ・シフト）—100年時代の人生戦略．東洋経済新報社，2016
5) Hall DT：Careers in Organizations. Goodyear Publishing Company, 1976
6) 厚生労働省：理学療法士作業療法士学校養成施設指定規則．2018
   https://www.mhlw.go.jp/web/t_doc?dataId=80041000&data-（2023年6月5日参照）
7) 日本理学療法士協会ホームページ：生涯学習制度について．2022
   https://www.japanpt.or.jp/pt/lifelonglearning/new/（2023年6月5日参照）
8) 日本作業療法士協会ホームページ：生涯教育．2023
   https://www.jaot.or.jp/continuing_education/（2023年6月5日参照）
9) Super DE, et al：Career Development：Self-Concept Theory. College Entrance Examination Board, 1963
10) 渡辺三枝子（編著）：新版 キャリアの心理学—キャリア支援への発達的アプローチ（第2版）．ナカニシヤ出版，2018

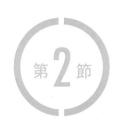

第2節 キャリアは誰もが見つめるべきもの

「キャリア」について考えていこうとしたときに，個人の経験則も大切なのですが，世界中の膨大な事例やデータからキャリア研究を行ってきた先人たちの考えに触れることで，より解釈が進むと私は考えています．ここからは，私が今までキャリアカウンセリングを実施してきた数百人の学生・社会人の実際の悩みの声に沿ったかたちで，キャリアのさまざまな理論などを部分的に紹介したいと思います．

ただ，研究者の実際のキャリア理論は非常に複雑な表現や専門的な概念図を用いていますので，正確な解釈，表現は原著や成書に委ね，本書では可能なかぎり誤解のないよう注意を払いつつ，セラピストの方々向けのわかりやすい文章や図などの表現でお伝えできればと思います．

キャリアは人生とともに成長・変化していく

「自分のキャリアの正解がわからなくなりました．とにかく毎日不安です」
「○○先生のようなキャリアがうらやましくて，私もあんなふうになりたいです」

特に若い方に多い印象ですが，キャリア相談を受けているときにこのようにお話しいただくことがあります．こういった率直な想いをうかがったときに，残念ながら私は「答え」をお伝えすることはできません．なぜなら，前述したようにキャリアデザイン上のさまざまな出来事を正解かどうか判断できるのは「自分自身しかいない」からです．

スーパー[1]は，「自己概念」という考え方を自身のさまざまな理論のベースにしています．自己概念を簡単に説明すると，「自分自身が自分をどのようにとらえているか」ということです．この自己概念は，幼少期からさまざまな経験を通して周囲の人からの自分の評価や周りの反応，また，その人が所属する社会からの影響を受けて形成され，成長・変化していきます．そして，その人の歩んできた人生史でどういった自己概念が形成されてきたかによって，キャリアの「判断軸」ができるのです．

誰かにとっての正解は，自分にとっての不正解かもしれません．また，今まで受け入れ難

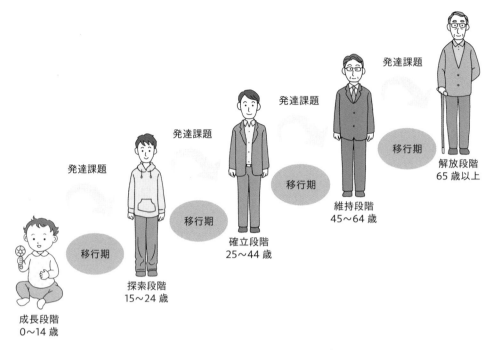

図1　発達課題と移行期のイメージ

かった出来事でも自分のとらえ方や価値観が変化すると，ものの見方が変化して受け入れることができることもあります．重要なのは，過去や現在，未来の事柄が自身の「判断軸」に沿ったものかどうかだと思います．

　スーパーの有名な理論体系である「ライフ・スパン」では，個人のキャリアは「心理-社会的な成熟や環境変化に伴い，課題を克服する中で発達する」としています．スーパー[2]は生涯を通じた一連のライフ・ステージを「マキシ・サイクル」と呼び，成長段階（0〜14歳），探索段階（15〜24歳），確立段階（25〜44歳），維持段階（45〜64歳），解放段階（65歳以上）という5つの段階で構成されているとしました（図1）．

　そして，そのライフステージごとの課題を克服することが，次の発達段階の基礎を築くことになると述べています．さらに，その間には「移行期（トランジション）」があるとし，階段状のみでなく螺旋的な発達をしていくと述べています．

　この理論がマルチステージのキャリアデザインが求められている現代社会にそのまま適応できるかどうかはさておいても，発達的な視点でキャリアを俯瞰することには一考の価値があるものだと感じています．思い返すと，私も探索段階から確立段階に移り変わるときに，少し移行期の期間を経てから自分や世の中の見方が大きく変化したと感じています．読者の皆さんは

過去から今にかけて，どういった「発達課題」に直面しているでしょうか．

上記のライフ・スパンの概念にもあるように，発達課題は年齢とともに成長・変化していくものですから，あるときの不正解も時間が経てば正解，またはその逆となることもあるかもしれません．このように，発達のプロセスで構築された「判断軸」によって，さまざまなキャリアの事象を自己判断することが重要です．

年齢やバックグラウンドが異なる，すなわち「判断軸」が違う他人が決めた正解に従うことが必要な場面もあるとは思いますが，その時々で「自分の中の正解」を見つめてみることは，自分らしい人生を歩んでいくためには必要なことなのかもしれません．

「キャリア」はすべての人の人生の中にある

「キャリア」という言葉を使ったときに，「自分はキャリアとは無縁ですから……」，「キャリアは一部のエリートのための考え方でしょう？」と他人事のような反応をする方が一定数いらっしゃいます．

特に本邦では，「キャリア」という言葉は比較的固い「職業」に対するものというイメージが定着している時代がありました．しかし，実際のキャリアの概念は極めて個別的で，社会・経済的要因や文化の影響を受け，生涯を通じて発達するものです．つまり，年齢や性別，社会的立場や文化などにかかわらず，生きているすべての方が考えていくべき概念であるといえます．

ここで，一つ興味深い知見を紹介します．スーパー[2〜4]は長期的な追跡研究において，社会環境の変化の中で個人が果たす役割の変化を表すために「ライフ-キャリアレインボー」という図を開発しました．この図は前述の「ライフ・スパン」の時間軸をベースにしており，人が一生涯に果たす役割は少なくとも6種類（①子ども，②学習する人，③余暇人，④市民，⑤労働者，⑥家庭人）あるとしています．そして，それらの役割は少なくとも5種類の生活空間（家庭，学校，地域社会，職場，施設）において演じられる，というキャリアの生涯発達のアプローチを可視化したものです（図2）．

私は，職業人としての誇りをもっているセラピストは，「自らの役割におけるバランスとその変化」についてより考えを深める必要があると思っています．少しご自分のことを考えていただきたいのですが，「今，自らが果たす役割」をいくつもっていますか？　そして，そのそれぞれの役割に対して，「情意的側面（思い入れの度合い）」，「行動的側面（時間やエネルギーの投

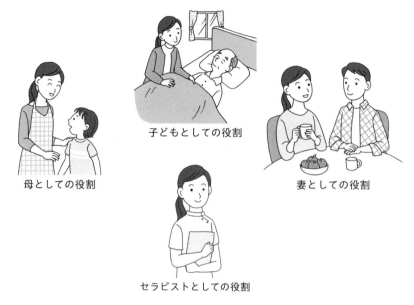

母としての役割

子どもとしての役割

妻としての役割

セラピストとしての役割

キャリアを考えるうえで, 仕事にスポットが当たりがちであるが
自身がもっている「役割」とその「バランス」に目を向けることが必要

図2 個人の「役割」と「バランス」に目を向ける

入度合い）」,「認知的側面（役割をどうとらえているか）」の 3 つの側面の割合を分析すると,キャリアの整理がつきやすくなります.

　私は本書を執筆する時点では,「子ども, 学習する人, 余暇人, 市民, 労働者, 家庭人」のすべてに当てはまっており, 年齢や仕事が変化していく中で, エネルギーや時間のかけ方の「最適化」を続けながら, 今日までバランスを保って生活をしてきています. このように, 役割のバランスが自分の中で心地よいものになっているかを都度考えることも, ある種のキャリアデザインといえます. キャリアという概念は仕事の場面の積み上げだけでなく, 生活や日々の役割に当たり前に融和しているもので, 決して特別な人だけのものではありません.

キャリアにおけるジェンダーの課題

　ジェンダーにかかわるテーマの取り扱いは, 近年非常にセンシティブなものになってきていますが,「セラピストのキャリアデザインに必要な『理論』とは」という本章のタイトルからも取り上げる必要があるように感じます. 私は男性ですので, 女性の気持ちには完全に成り代わることはできないのですが, 3 児の父でもあるため, そういった側面からも私なりにこのテーマに向き合ってみたいと思います.

私に相談いただく方の中には，LGBTQ に属する方や，女性セラピストで結婚，出産，育児を経験して自らのキャリアに悩んでいる方なども多くおり，以下のような話をうかがうことがあります．

「育休後に職場に戻る意欲がなくなって，このまま退職しようと考えています」
「育休中は専門職としてのキャリアが止まった感じがしていて悩んでいます」
「『女性は○○して当たり前』って職場で言われてつらいです」

　WHO（世界保健機構）[5] は，ジェンダーロール（性役割）を「特定の男性および女性に相応しいと考える，社会的に構築された役割，態度，行動，属性」であるとしています．私たちは知らず知らずのうちに，「性役割の当たり前」を刷り込まれているということになります．その性役割の当たり前，つまり「あるべき姿」は，時に自身の「ありたい姿」との差異により自身を苦しめることにもなります．

　ジェンダーの問題を考えるときに，前述したスーパー[2] の役割に関するライフ-キャリアレインボーの枠組も参考になりますが，ほかにも女性のキャリア研究者がそういった女性ならではの豊かな感性で理論構築をしていますので，本節でいくつか紹介できればと思います．

　メリーランド大学でカウンセラー教育に携わり，全米キャリア開発協会（National Career Development Association: NCDA）会長も務めたナンシー・シュロスバーグは，人生の転機のとらえ方とその対応について論じている女性キャリア研究者です．

　私もよく相談されるのが，「結婚や出産を機に仕事との向き合い方がわからなくなった」，「夫の仕事の関係で見知らぬ土地に転勤が決まって不安だ」といった仕事や生活上の「転機」に関する内容です．仕事上ももちろんですが，生活上でもこうした人生の転機は度々訪れます．

　シュロスバーグ[6,7] は，人生の中の転機を3つ（期待していた出来事が起きたとき，予想していなかった出来事が起きたとき，期待していた出来事が起きなかったとき）に分類しており，その対処のために表の4つの資源（4S）の活用とその強化を提唱しています．

　こうした思考のフレームワークがあると，転機に対して一方向性だけで見つめるのでなく，多面的にとらえることができるのかもしれません．実際，私のクライエントの中にも「育休に入ったことで会社に迷惑をかけている」と気に病んでいる方がいましたが，4S を応用して自己を見つめることで，現状を肯定的にとらえられるように思考が変化しました．

　特に女性（最近は男性も）は，身体的特性から出産や育児を機にどうしても転機に直面しや

表　人生の転機に対処するための4つの資源（4S）

Situation（状況）	転機の引き金やタイミング，役割の変化やストレスの度合いなどの分析
Self（自己）	社会経済的地位，性別，健康状態や年齢などのパーソナルな情報
Support（周囲の援助）	周りからの肯定，厚意，援助などの資源に関する情報
Strategies（戦略）	広い範囲での戦略構築，転機に対する意味の変化，柔軟性など

すいといえるでしょう．ライフイベントにおいて自身の「転機」に対応する思考や準備を行うことで乗り越えていけるのかもしれません．

　もう一人，ミネソタ大学名誉教授のサニー・ハンセン（1929-2020）[8,9]も，シュロスバーグと同じく女性のキャリア研究家であり，キャリア発達の理論，ジェンダーの理論，多文化理論など幅広い分野を吸収しながら，統合的人生設計（integrative life planning：ILP）という人生とキャリア設計への包括的なアプローチを提唱しました．

　この理論の素晴らしいところは，仕事をほかの生活上の役割との関係の中で，または人生の中でとらえるという点です．キャリアというと職業のことが真っ先に頭に出てくる中で，「統合的人生設計」では，生命，生活上の役割，文化，ジェンダー，コミュニティ，考え方，知り方，個人的なことなど，さまざまな側面を包含します．ハンセンはキルトを縫い合わせながらより大きな布をつくっていくパッチワークを理論の象徴としています．

　さらにこの「統合的人生設計」では，以下の6つの重要な人生課題を提唱しています．

①グローバルな状況を変化させるためになすべき仕事を探す．

②人生を意味ある全体の中に織り込む．

③家庭と仕事の間を結ぶ．

④多元性と包括性を大切にする．

⑤個人の転機と組織の変革に共に対処する．

⑥精神性，人生の目的，意味を探究する．

　私のクライアントの方々がよく「仕事と家庭の両立」という表現を用いますが，ハンセンの理論や人生課題は，仕事と家庭を個々で見るのではなく，「全体性」の中で解釈しており，それらを意味でつなぐことの重要性を示しています．

　理論自体も比較的近年にまとめられたこともあってか，非常に今の感覚に近いものを覚えま

す．現時点では社会全体の潮流がセラピスト業界にも影響を及ぼし，SNS上でリハビリテーション職である父親・母親のコミュニティができたり，男性の育児休業なども盛んになり，学会に託児所ができたことで，家族連れで来る方々も多くなってきている印象を受けます．

　ただ，『Global Gender Gap Report 2022』[10]によると，日本社会はジェンダー意識の面でまだまだ後進国であるといえます．グラットンらが著書[11]の中で紹介しているように，「フレキシビリティ・スティグマ（柔軟性の烙印）」のような，既存の枠組みから柔軟な意思決定をしたものが不利不当な扱いを受ける流れ（例えば男性の育休や女性管理職の産休，育休など）も，場所によっては残っているのが現状だと思います．

　日々，世界の常識にも変化が生じてきています．本当の意味でインクルーシブな社会や業界へと価値観が変化していく日も遠くないのかもしれません．いずれにせよ，すべての方が既存の価値観に支配されず，自分のあり方を俯瞰し，全体を見つめ，自己決定していくことが人生の充実には必要でしょう．

引用・参考文献

1) Super DE, et al：Career Development：Self-Concept Theory. College Entrance Examination Board, 1963
2) Super DE：A life-span, life-space approach to career development. J Vocat Behav **16**：282-298, 1980
3) Super DE：A life-span, life-space approach to career development. In Brown D, et al：Career Choice and Development：Applying Contemporary Theories to Practice（2nd ed）. Jossey-Bass, pp 197-261, 1990
4) Super DE：A life span, life space perspective on convergence. In Savikas ML, et al（eds）：Convergence in Career Development Theories：Implications for Science and Practice. Consulting Psychologists Pr, pp 63-74, 1994
5) World Health Organization：Gender and Health. 2023 https://www.who.int/health-topics/gender#tab=tab_1（2023年6月5日参照）
6) Anderson ML, et al：Counseling Adults in Transition：Linking Schlossberg's Theory with Practice in a Diverse World（4th ed）. Springer Publishing, 2011
7) ナンシー・K・シュロスバーグ（著），武田圭太，他（監訳）：「選職社会」転機を活かせ―自己分析手法と転機成功事例33．日本マンパワー出版，2000
8) Hansen LS：Integrative life planning（ILP）：A holistic theory for career counseling with adults. In Niles SG（ed）：Adult Career Development：Concepts, Issues and Practices. National Career Development Association, 2002
9) サニー・S・ハンセン（著），平木典子，他（監訳），乙須敏紀（訳）：キャリア開発と統合的ライフ・プランニング―不確実な今を生きる6つの重要課題．福村出版，2013
10) The World Economic Forum：Global Gender Gap Report 2022. 2022. https://www.weforum.org/reports/global-gender-gap-report-2022/（2023年6月5日参照）
11) リンダ・グラットン，他（著），池村千秋（訳）：LIFE SHIFT（ライフ・シフト）―100年時代の人生戦略．東洋経済新報社，2016
12) 全米キャリア発達学会（著），仙崎武，他（編訳）：D. E. スーパーの生涯と理論―キャリアガイダンス・カウンセリングの世界的泰斗のすべて．図書文化，2013

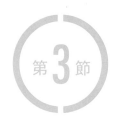

第3節 自分の内的な側面を見つめる

　実は私は,「キャリアアップ」という言葉があまり好きではありません.それは,「キャリア」は高くなればよいというものではなく,その人にとって「どういう意味があるか」,「受け入れることができるかどうか」が最も重要であると考えているからです.

　キャリアに関する講演や相談の中で,「キャリアはより高く積み上げるもの」,「学位,資格,職位が高いほうがよいキャリアだ」というような,昔ながらの価値観をもった方にお会いすることがあります.しかし,それはあくまで他者と比較可能・測定可能な,「客観的指標」を用いているに過ぎず,「主観的指標」,つまりその人の内面や価値感,意味には十分に触れられていないと私は感じています.

　本節ではそういった「キャリアの主観的指標」にフォーカスし,実際の相談や解決事例,さまざまな理論などを紹介していこうと思います.

内的キャリアと外的キャリア

　作業療法士,理学療法士などの医療従事者のキャリア支援をしていると毎回感じることがあります.それは,驚くほど「自己研鑽に時間とお金を惜しまないこと」です.そのため,学位取得のために大学院に進学し,たくさんの認定資格や民間資格などを取得されている方々を多く目にします.

　皆さんの周りにも,そういった方々は多いのではないでしょうか? それゆえに,20代前半から必死に自己研鑽を続ける中,以下のような想いが湧き出て,相談にお越しになる方が多くいらっしゃいます.

「博士号を取得したのちにどう進んでいったらよいかわからなくなりました……」

「昔から資格をたくさん取ってきたのですが,何か虚しくなってきて……」

「管理職になって,何だか自分らしく働けている感じがしないのです……」

　実は私も,30代前半にこういった感情に陥ってしまった一人です.第1章でも私の過去の

経歴に触れていますが，作業療法士になってから一心不乱に走り続け，若くして教員，学科長になり，博士課程も修了寸前というあるとき，燃え尽きるように「なんで自分は今まで走ってきたのだろう？」と働く意味を見失うと同時に，前に進んでいくエネルギーを失ってしまいました．

もちろん当時の激務も影響していたのでしょうが，もっと根本的な原因があったと振り返って解釈をしています．それは，私にとって職位が上がることや学位を取ることは本来，自分や周りの方々の人生を豊かにする「手段」のはずでしたが，いつの間にかそれらが「目的」にすり替わってしまっていたことです．

私はここから1年近く自分を見失って苦しみ，漂うことになります（職場と自宅外の第三の場所を見つけて積極的に情報遮断をしていました）．そこで，「私は自分がどうありたいかといった内面に目を向けず，外面がどうなりたいかばかりを考えていたこと」に気がつくのです．

つまり，それは「ありたい」を置き去りにして，誰かがつくり上げた「なるべき」や「なりたい」を追い求めていたのだと今では解釈しています．そこからご縁あって，専門家にキャリアカウンセリングを受け，さらには自身でもキャリア関連の書籍や原著を読み漁りながら，自分自身の内面や過去から現在までを見つめていきます．

そうしていく中で徐々に「ありたい姿」が見えてきて，第1章のような流れを経て現在の会社経営に至ります．きっとこのような想いや経験に一部でも共感していただける読者の方もいらっしゃるのではないかと想像しています．

このように，キャリアを「内的な側面」と「外的な側面」で理論的に解釈した研究家がいます．組織心理学の生みの親であるマサチューセッツ工科大学元教授のエドガー・シャイン（1928-2023）[1,2]は，「内的キャリア」と「外的キャリア」に概念を分け，内的キャリアの重要性を説きました．

内的キャリアとは客観的に測れるものでない，働きがいや生きがいなど，主観的な側面になります．一方，外的キャリアとは職業や地位，年収など，客観的な側面です．この2つの概念は完全に分かれているものでありません．外的キャリア，すなわち実際の仕事において都度生じる「どこに進んでいるのか」，「それは自分にとってどういった意味があるのか」などの主観的な感覚が内的キャリアに影響しています．

つまり，個人が職業経験を重ねることは，外的キャリアと内的キャリアの両方を発達させていくことにつながります．そして，この内的キャリアの解像度を上げる際に，シャイン[3,4]が提

①特定専門分野/機能別コンピテンス	ある特定の業界・職種・分野にこだわる．専門性の追求を目指す．
②全般管理コンピテンス	総合的な管理職位を目指す．組織全体にわたる経験を求める．
③自律/独立	制限や規則に縛られず，自律的に仕事をしていくことを求める．
④保障/安定	生活の保障・安定を第一とする．
⑤起業家的創造性	新規に自らのアイデアで起業・創業することを望む．
⑥純粋な挑戦	チャレンジングなこと，誰もしたことがないことに取り組むことを求める．
⑦奉仕/社会貢献	仕事のうえで人の役に立っているという感覚を大切にする．
⑥生活様式	仕事とその他の生活の調和やバランスを大切にする．

唱した「キャリアアンカー」という概念が役立ちます．

キャリアアンカーとは？

　シャインは組織の分析を進めていく中で，会社の価値に個人が染められていくのではなく，個人が独自にキャリアの価値観をもっているという見解に至りました．そして，そのキャリアがいくつかにパターン化されることを発見しました．そのセルフイメージや自己概念のパターンを「キャリアアンカー」と名づけました．

　アンカーとは直訳すると船の錨（いかり）であり，錨が船をつなぎ止めて安定させるためにあるように，キャリアアンカーも個人のキャリアを安定させるのに役立つものです．キャリアアンカーがわかるということは，自身の職業におけるセルフイメージの基盤が構築できるということにもなり，「拠り所」ができることで落ち着いてキャリアを構築していけます．

　シャインはキャリアアンカーについて，実際の仕事経験などからかたちづくられていき，人はキャリアアンカーに基づいた選択をしながらキャリアを歩んでいくとしており，逆にアンカーと異なるキャリアを歩んでいった場合には，波に流されそうになった船が錨に引き戻されるように価値観に応じた転職や仕事の再設計が必要になると説明しています．

　キャリアアンカーは，表に示した8つの構成要素からできています．読者の皆さんはこれを見て，どのアンカーが自分に合っているように感じますか？　実際の測定では，「自己診断用キャリア指向質問票」などを用いてキャリアアンカーを抽出します（Web上でも同様の診断

ツールがありますのでぜひ試してみてください).

　なお，私は執筆時点でこの8つのうち「⑥純粋な挑戦」が当てはまりました．診断をする前までは，過去の職業経験で管理職や起業をしたことから「②全般管理コンピテンス」や「⑤起業家的創造性」が当てはまるのではないかと考えていました．しかし，実際は「⑥純粋な挑戦」となりました．この結果から，管理職や起業は私にとって「手段」であり，「目的」はそれらの職業経験を通じて「挑戦」ができることだったという気づきを得ることができました．

　「純粋な挑戦」というアンカーを踏まえながら今までの経験を棚卸しすると，確かに生まれてからどんな年代でも不確実でリスキーなチャレンジを繰り返していたことに気がつきました．私はこのキャリアアンカーからの重要な気づきを自分が創業する会社のあり方に反映させようと試み，「挑戦」が絶えない経営戦略にすることで才能や能力を発揮しつつ，非常にストレスが少ない中で仕事ができています．

　このように自身のキャリアアンカーを把握して，それに自分なりの意味づけができることは，今後のアクションを自分の価値観に合ったものにしていくうえでは非常に有用です．ぜひ皆さんも試してみてください．

＊一つ注意点ですが，こういったツールを用いる場合は結果を「絶対的なものととらえない」ことが重要です．なお，解釈の仕方ですが，キャリアアンカーは複数の項目を採用するのではなく，どうしても捨て去ることができない，諦められない，「一つだけ」しか認めないというものであると指摘されていますので，そこにも注意が必要です．

「ありたい姿」を見つめる

　自己概念，内的キャリア，キャリアアンカーという概念は，これまでさまざま研究が進んでいますが，私がコンサルタントとしてクライアントにかかわる際はそれらを統合しながら，内的な側面を「ありたい姿」という言葉にして一緒に考えるようにしています．

　私が考える「ありたい姿」とは，「その人にとって価値や意味を感じる自身やその周りの姿」としています．ありたい姿に沿った仕事や生活ができている場合は心の安寧が得られ，人生の満足につながったりするものだと考えています．そして，「ありたい姿」の解像度が上がってくると，以下のようなメリットがあると感じています．

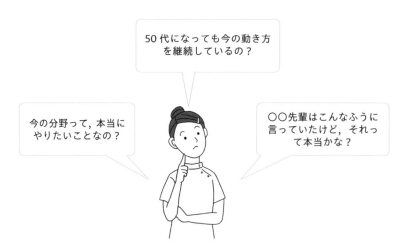

現状への疑問，違和感，抵抗感に着目することで
「ありたい姿」のヒントが見えてくる

図1　ゆらぎは「ありたい姿」へのヒント

・自分がエネルギーを向けるべき対象の分別がつく．

・過去の出来事に対する意味づけと自分なりの解釈ができるようになる．

・自分らしさや自分なりの判断軸を見つけることができる．

　このように「ありたい姿」を見つめることを契機とし，私のクライエントの皆さんにも驚くほどのさまざまな変化が生まれています．とはいえ，「急に言われてもありたい姿なんて難しくてわからない」と思われる方もいらっしゃると思います．そういったときは，現状や過去の出来事の「ゆらぎ」に目を向けることをお勧めしています．

　「ゆらぎ」とは，何かの出来事に直面した際に感じる自身の違和感や抵抗感などのことを指します．皆さんもさまざまなバックグラウンドをもっていらっしゃると思いますが，例えば臨床で「今の分野でこれからも働くのかな？」や「50代になってもこの仕事を続けているのかな？」など，いろいろ疑問や不安に感じる部分が少なからずあると思います．

　その内容にこそ自身の「ありたい姿」のヒントが隠されています．それに対して違和感や抵抗感があるということは，ありたい姿との差異があるということだからです．皆さんの日々「こうじゃないけどな……」，「本当にそうなのだろうか？」と疑問を感じる出来事をゆっくりと感情的にならずに見つめた先に，もしかしたらありたい姿がじわじわと炙り出されてくることがあるのかもしれません（図1）．

　ゆらぎや自身のライフヒストリー（第3章第1節参照）から導き出されるありたい姿は，ポ

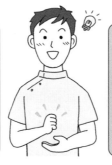

「ありたい」姿	「ありたくない」姿

・自分が試される負荷が
　かかってくる
・責任や役割がある
・仲間が伴走してくれる

**自己実現・社会実現を
仲間たちと叶えたい！**

・やることが少なく
　計画どおりいかない
・求められていない
・同じことを繰り返す
・一人だけの満足

**意味を見いだせない
仕事を淡々とこなす**

図2　「ありたい姿」シート

ジティブなものとネガティブなものに分かれて表現されます．よく私は図2のような簡単な
シートを使って，クライエントとの対話を進めています．お示しした図は非常に簡略化した私
のありたい姿・ありたくない姿です．こうして可視化すると，自身の中でその言葉がすんなり
受け入れることができるものであるかを確かめることができます．そして，もし自身にとって
しっくりくる心地よい言葉に出会うことができれば，それは今後のキャリアにとって大きな財
産となります．

　キャリアコンサルタントの大切な役割の一つに，こうした「ありたい姿」が導き出されるま
で専門的な知識や技術をもって伴走することがあるように私は感じます．私のクライエントの
方々でこのありたい姿の解像度が上がったり，今まで自分が認知していなかった姿に出会うこ
とができた方の生き生きとした表情を見ることがコンサルタントの醍醐味だと，日々感じなが
らかかわらせていただいています．

＊自力でこういったことに取り組んでいってもよいのですが，中にはトラウマを呼び起こしたり，悪い
　解釈をしてしまい苦しくなったりと，この作業に相当の心理的な負荷がかかってしまう方もいらっ
　しゃると思いますので，この点には注意が必要です．

「ありたい」から「なりたい」を考える

　ここまでさまざまな角度から，内的な側面である「ありたい姿」の重要性に触れてきました．
では，内的な側面だけを見つめればよいのかというと決してそうではありません．私のクライ
エントにもいらっしゃいますが，内的キャリアをベースにした想像が膨らんでセルフイメージ
が構築されていても，それを仕事として実現できるプランを構築することができなければ，十
分な収入を得ることはできないのです（仕事としない場合は別ですが）．

シャイン[5,6]は，この内的キャリアをベースに現実的な外的キャリアを実現することを「キャリアサバイバル」という言葉で表現しています．サバイバルとは言葉のとおり，「生き残る」ことです．

例えば私（なかなかの球技音痴）が今，いかにサッカーが好きであってもプロサッカー選手になって海外リーグで活躍することが難しいように，現在自身が有しているさまざまなキャリア資本（個人的・社会的・環境的）と照らし合わせて，そこにエネルギーを割くべきなのかは慎重に検討すべきであると思います．

先述したように「ありたい姿」が置き去りになって，「なりたい姿」を追い求めるのもゆらぎの原因になりますが，逆に「ありたい姿」から大きく飛躍した「なりたい姿」を実現しようとすることも，実現困難な難しい状況を生んでしまいます．

重要なのは「ありたい」をしっかりと見つめて，個人のさまざまなキャリア資本を整理し，吟味したうえで適切な「なりたい」ビジョンを描いていくことです．そして，この「ありたい」と「なりたい」は静的なものでなく，ダイナミックに変化するものでもあります．

こうして双方の相互作用が繰り返されることを前提にしながら，時に振り返りをして，常にキャリアをアップデートしていくことがすべての人に必要だと考えています．

引用・参考文献

1) Schein EH：Career Dynamics：Matching Individual and Organizational Needs. Addison-Wesley Publishing Company, 1978
2) エドガー・H. シャイン（著），二村敏子，他（訳）：キャリアダイナミクス—キャリアとは，生涯を通しての人間の生き方・表現である．白桃書房，1991
3) Schein EH：Career Anchors. University Associates, 1985
4) エドガー・H. シャイン（著），金井壽宏（訳）：キャリア・アンカー—自分のほんとうの価値を発見しよう．白桃書房，2003
5) Schein EH：Career Survival：Strategic Job and Role Planning. Pfeiffer, 1985
6) エドガー・H. シャイン（著），金井壽宏（訳）：キャリア・サバイバル—職務と役割の戦略的プランニング．白桃書房，2003
7) 金井壽広：キャリア・デザイン・ガイド—自分のキャリアをうまく振り返り展望するために．白桃書房，2003

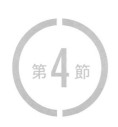

第4節 自分に合った働き方を見つける

　前節では，「ありたい姿」というキーワードで，主に自身の内的な価値観を深掘りしていく意義について述べました．しかし，それだけで終わってはキャリア開発を進めることはできません．実際のアクションとして，自分のありたい姿に合った適職を見つけて（もしくは新たにつくり出して），行動していくプロセスが必要でしょう．

　この「職業マッチング」や「働き方」については過去に多くの研究がなされ，それに関連した評価なども開発されています．本節では，研究を行ってきたキャリア理論家の知見も交えながら，今を生きるセラピストの皆さんが自身の「ありたい姿」を，どのように業界内外での実際の働き方につなげていくか，ひいては「私らしい働き」をどのようにデザインしていくのか，考えていこうと思います．

どのように職業選択を行うのか？

　「今，自分らしい働き方ができていますか？」
　「今の仕事を選んでよかったと思いますか？」

　このような問いを投げられたら，皆さんはどう考えますか？　多くの方が「うーん，そう言い切ることはできないな……」や「今の仕事は嫌いではないけど，自分らしいかと聞かれるとどうだろう……？」など，さまざまな感想をもたれるのではないでしょうか？

　セラピストの働く環境は本当に多様です．働く場所としては医療機関，高齢者施設，教育機関，研究機関，一般企業，行政機関など多岐にわたり，さらにその中でも分野が身体障害領域，精神障害領域，発達領域，老年期領域，地域領域など幅広いことが，セラピストの特徴の一つでもあると感じます．

　そのため，「どの場所で，どの分野で働くのがよいのだろう？」と考えたことが誰しも一度はあるでしょう．「そもそもセラピストの仕事が自分に合っているのだろうか？」，「もしかして，私は別の職業に就いたほうがよいのではないだろうか？」といったような悩みを抱えていらっ

現実的（Realistic）	技術関係の仕事
研究的（Investigative）	科学者などの仕事
芸術的（Artistic）	芸術家などの仕事
社会的（Social）	教師，カウンセラーなどの仕事
企業的（Enterprising）	マネジャーや営業職などの仕事
慣習的（Conventional）	経理，事務などの仕事

しゃる方も業界で非常に多いと，日々キャリア相談を受ける中で感じています．

　この職業選択に関する研究を行ってきたジョン・ホランド（1919-2008）というキャリア理論家がいます．彼はセラピストの業界でも非常に有名な心理検査である VPI 職業興味検査を開発し，職業・キャリア行動に関する理論を検討し続け，米国労働省（U. S. Department of Labor）の伝統的な職業分類に新たな枠組みを提供した人物です．

　「人と職業の関係」に造詣が深く，差異心理学と呼ばれる興味の測定とパーソナリティの類型論が職業選択を支援するうえでよい考え方であるとしており，有名な六角形（RIASEC）のモデル「ホランドタイプ」を提唱しました[1,2]．ホランドタイプでは，6つのタイプにパーソナリティを分けて，そのレベルの差を取り扱います（表）．

　専門の評価（こちらも簡易に評価できるツールが Web 上に多くあります）により，6つのタイプのどれがどのくらい自分のパーソナリティと関与しているかを抽出することができます．

　結果を読み解くうえで，「一貫性（タイプの心理的類似性と距離が反比例する）」，「分化（ある程度高い部分と低い部分が分かれている）」，「同一性（自分の職業目標や自分の能力などの知覚と結果のつながり）」，「一致度（それぞれのパーソナリティモデルはそれに合った働き方を選択する）」，「凝集性（心理的類似性から見て相互に関係性があるといわれているタイプが近くに配置されている）」などに注意をしながら分析を行う必要があります（本評価の解釈は，キャリアコンサルタントなど専門家にお願いすることをお勧めします）．

　なお，この分析において私は「企業的」の点数が最も高く，次に「研究的」，「社会的」が続くという結果でした．これは私なりの解釈ですが，特に点数が高かった3つのタイプ「企業的」，「研究的」，「社会的」というのが現在の仕事のポイントと合致していて，非常に受け入れやすく感じました．専門的に評価してもこの結果は一貫性があり，分化もあるということにな

りJます.

　ホランド[1,2]は，個々人を特徴づけるパーソナリティタイプは，その人の生得的資質と発達過程で体験する人的，文化的，物理的環境からの力との交互作用を経て形成されるとしており，パーソナリティタイプがさまざまな外的要因や経験により発達していくことも指摘しています.

　おそらくですが，私が臨床時代にこの評価を行っていたら「現実的」が高く出ていたのではないかと考えています．このように，職業に対する価値観が変化することも考慮に入れつつ，自身の職業適性や興味を評価したうえで，どういった職業選択を行っていくかを検討することも一つの方法なのかもしれません.

私らしい働き方をつくる

　本書で何度も強調しているように，セラピストが専門職としての仕事に一生を捧げることは非常に尊く，価値のあるものです．私ももともと臨床家でしたので，それは譲ることはできません．臨床で患者に向かい続けることによって救われた命や新たな生き方を見いだした方も本当に多いことでしょう.

　ただその一方で，「医療従事者のキャリア開発」という点において，私は作業療法士，理学療法士という専門職の枠組みや活躍の場をより業界内外全体で広げるためには，「専門職の枠組みで自分をとらえる」だけでなく，「自分という枠組みの一つに専門職を据える」という思考をもつことも必要であると感じています．そうすることにより，ほかの分野や自己の特性と専門職の領域がつながって，新たな価値が生まれると確信しているためです.

　実際に私は，職業経験の中でセラピストの既存領域での働き方（臨床・教育・研究）と，今までにあまりない働き方（開発・起業）の両方を経験してきました．その中で，私の職業人としてのスペシャリティは「既存領域でのさまざまな知識や技術をさまざまなほかのモノやコトと接続することで，今までにない価値やコミュニティをつくっていくこと」にあると解釈しています.

　そして，現在は専門家やプレイヤーとしての働き方でなく，そういったさまざまな働き方を生み出す「設計者」のような立ち位置にいると自覚しています．そして，それが「私らしい働き方」だと心から感じることができています.

　この気づきは，おそらく私が「ありたい姿」を見つめて，深掘りして，言語化し，「なりたい

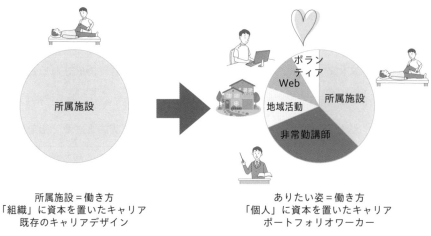

所属施設＝働き方
「組織」に資本を置いたキャリア
既存のキャリアデザイン

ありたい姿＝働き方
「個人」に資本を置いたキャリア
ポートフォリオワーカー

図　今までの働き方のモデルからポートフォリオワーカーへ

姿」を描き出し，行動したことにより得ることができたものであると考えています．心からその仕事に向かい合いたいか，エネルギーをかけられているか，そういった「ありたい」に紐づいた仕事をしている場合，本当の意味で人生の満足につながりやすいのでしょう．

それが今従事している既存の臨床や研究，教育にあるというのならば，素晴らしいことです．ただ，中には私のように，今までのかたちとは異なる働き方に適性や興味がある方もいらっしゃるのかもしれません．

ここまでの節でも述べてきましたが，キャリアとは「生きることそのもの」です．一つの職業が生きる道になる方もいれば，複数の仕事や役割が組み合わさることで，「自分らしい働き方」が構築される方もいらっしゃいます．

「ポートフォリオワーカー」という働き方

では，一つの仕事でない，複数の仕事や役割が組み合わさる働き方をどのように構築していけばよいのでしょうか？　グラットンらの書籍[3)]で提唱されている新たな時代の働き方の枠組みとして，「ポートフォリオワーカー」というものがあります（図）．

現在，私も複数の役割（経営者，教育者，研究者，コンサルタントなど）が組み合わさったポートフォリオワーカーであるといえるでしょう．私に関しては，前述したホランドタイプの結果と現在の複業がマッチしている印象を受けています．

起業前は大学教員という一つの役割に固執していましたが，自分の内面をよく深掘りする

と，教員になりたいのは「学生（人）の可能性を最大限に広げていく教育やプロジェクトを展開したい」ことや，「研究で真理を明らかにしたい，そしてそれを社会に接続することで幸せになる人を増やしたい」という職業的な興味があったからだと感じています．そして，それを実現しようと考えたときに，どうしても一つの職業だけでは都合が悪いと判断したことから，現在のようなさまざまな役割を同時にもつ働き方に適応させていったわけです．

　現在では，医療系，リハビリテーション系とはまったく異なった役割である，市の起業エコシステムと連携した起業家育成や，行政などの業務の委託を受けるキャリア開発の協同組合の理事も務めています．これらの作業療法士としては異色のキャリアも，何か一つの職業や役割にとらわれていないことから生まれたのでしょう．

　私に相談いただく臨床領域や教育領域の方々の中にも，「臨床から教育に移って大学教授になりたいです！」という王道のキャリアビジョンや，「現在の所属を非常勤にしつつ，個人事業としてITインストラクターになり，さらに地域ボランティアの団体を別でもって，地域に貢献したいです！」といったような，いわゆるセラピストの領域とは異なった複数の役割が組み合わさったキャリアに関心をもっている方々もいます．いずれにせよ，前節で述べたように役割や「なりたい」を考える前に，自分の「ありたい姿」にフォーカスしてみることが大切だと感じています．そのうえで，「多様な働き方の価値観に触れていく」ことをお勧めしています．

　もちろん，実際に自分のロールモデルとなり得る方々の話を聞きにいったり，オンラインで話してみるのもよいのですが，書籍として西村佳哲氏の『わたしのはたらき』（弘文堂）[4]，『みんな，どんなふうに働いて生きてゆくの？』（弘文堂）[5]などのシリーズや，伊藤洋志氏の『ナリワイをつくる』（東京書籍）[6]など，あえて「医療職外の働き方」の価値観を感じることのできる一般書をクライエントにお勧めすることがあります．私も臨床家として働き出したころに，これらの本に書かれている事例の方々の価値観に影響を受け，自分の働き方を考え直すことができました．本書をご覧の皆さんも興味があればぜひ一度手にとってみてください．

キャリアを「ピボット」する

　「自分自身の働き方を広げていく」ことに関心がある方々も，クライエントで多くいらっしゃいます．読者の皆さんにも，自分自身の働き方が今後どのように展開していくか，これからどんな可能性があるかに興味がある方も多いことかと思います．そういったときによく考えるの

が,「キャリアをピボットすること」です.

「ピボット」と聞くと, バスケットボールをしたことがある方であればピンとくると思いますが, 軸足を固定して, 反対の足をいろいろな方向に置き換える動作のことを指します. そして, 状況いかんで軸足を変えていくことができるのもピボットの強みといえます.

この概念の深い部分は文末に挙げた参考文献[7]に委ねたいと思いますが, 私は作業療法士, 理学療法士, 看護師などの医療従事者は, ピボットして働き方を多面展開しやすい職種であると考えています. いわゆる専門性と呼ばれる部分を軸足にして, どういった方向に展開すると仕事の広がりができるかを考えることができます.

私のクライエントでキャリアピボットについて一緒に考えた例を紹介します. 彼女は今まで身体障害領域の臨床現場で働いており, 病棟リーダーや数々のプロジェクトマネジメントを経験した方だったのですが, 自分の仕事が病棟での仕事だけにとどまっていることに行き詰まりを感じて, どうにかして活動の場を広げていきたいと考えていました. ただ, 既存の働き方しかイメージができなかったため, ありたい姿とともに個人の興味・関心の深掘りを行いました.

その中で, 教育（人に教えるのが大好きで, ずっとボランティアでそういった役割を担ってきた）や観光（日本や世界各地を巡ってその土地の文化などに触れるのが好き）などに関心がある自分に気がついて, 障害者向けのツアービジネスやセラピスト向けの教育ビジネスをメインの軸足にして多面展開することを計画しました. そして, 将来的には本業にすべく, リスクヘッジの意味も含めながら徐々に軸足を変えていくプランを考えています.

もちろん, このように思いついたビジネスや役割を実際に展開し成功させるためには, そのほかにたくさん検討すべき事項があるのですが, どういった仕事のピボットができるかに, 現在の本業と昔からの興味・関心（時間を忘れてやっている, お金を惜しまない物事）を融和させることで, 視界が開けた支援事例を複数経験しています.

皆さんにとってのピボットの可能性は, どんなものがあるでしょうか? いきなりピボットすることは難しいと思いますが, まずはいろいろな人に会って, 話してみることで認識できる世界を広げて, 自分なりに空想してみるところから始めるとよいかもしれません.

引用・参考文献

1) Holland JL : Making Vocational Choices : A Theory of Vocational Personalities and Work Environments（3rd ed）. Psychological Assessment Resources, 1997
2) Holland JL（著）, 渡辺三枝子, 他（訳）: ホランドの職業選択理論―パーソナリティと働く環境.

　　雇用問題研究会, 2013
3) リンダ・グラットン, 他 (著), 池村千秋 (訳):LIFE SHIFT (ライフ・シフト)―100年時代の
　　人生戦略. 東洋経済新報社, 2016
4) 西村佳哲:わたしのはたらき―自分の仕事を考える3日間 Ⅲ. 弘文堂, 2011
5) 西村佳哲:みんな, どんなふうに働いて生きてゆくの?　弘文堂, 2010
6) 伊藤洋志:ナリワイをつくる―人生を盗まれない働き方. 東京書籍, 2012
7) 黒田悠介:ライフピボット―縦横無尽に未来を描く 人生100年時代の転身術. インプレス,
　　2021

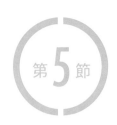

過去の出来事からキャリアの意味を見いだす

　ここまでさまざまな観点からキャリアについて考えてきましたが，"これから自分らしいキャリアについて深めていきたい，考えていきたい！"と思ってくださった方もいることと思います（そうであれば著者として大変嬉しく思います）．

　しかし，同時に「キャリアを考えるって今までやったことないし，ハードルが高そうだな……」などと不安に思われたかもしれません．そんなときに私がお勧めしたいのが，過去から現在までの出来事や感情を棚卸しして「ストーリーを語る」ことです．そして，その語りの中から今後の職業人生の糧となるような「自分らしい意味」を見いだすことです．

　私のクライエントの方々もそうですが，このようなプロセスを経て，自分の人生の基盤となるような意味を表現する言葉に出会うと，過去〜現在〜未来のキャリアに対する解像度は大きく上がります．そして，勇気をもってその人なりの一歩を踏み出すことができます．

　本節ではキャリアを解釈するうえでナラティブな側面を重んじた理論家を紹介しつつ，キャリアにおける「語り」や「意味」の重要性について触れていきたいと思います．

過去から現在への語りでキャリアの「意味」を見いだす

　キャリアにおける「語り」や「意味」というキーワードが出てくると外せないキャリア理論家が，キャリア構築理論を提唱したことで有名なマーク・L・サビカスです．彼はキャリアについて「意味を運ぶためのキャリア」というように表現しており，職業行動への主観的な意味づけを重要視しています[1,2]．「過去から現在への意味づけを踏まえて，今後の職業人生における自分らしい意味を見いだしていく．その一連のプロセスがキャリアになっていく」というニュアンスでキャリアを説明しています．

　皆さんは小さいころ夢中でやっていた遊びや，今までの人生での行動に何らかのパターンが見いだせませんか？　私は小さいころからとにかく何でもやってみないと気が済まない子どもでした．委員会や生徒会などにも立候補するなど，まだやったことがないものに飛びついて，リスクを顧みずやってみるということを繰り返していました．

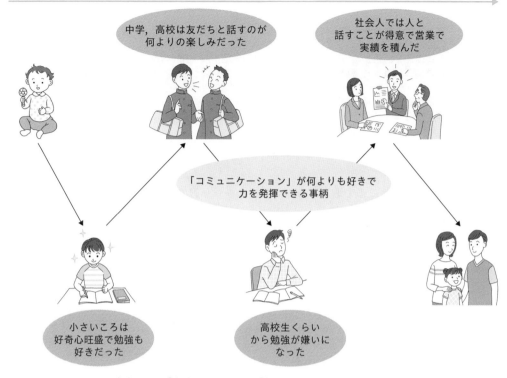

過去の出来事の中の「意味」がつながり，「新たな意味」の抽出がなされていく

図　過去の出来事が線になってつながっていく

　さらには，ある程度それをやったのちは執着をせずに次のやりたいことに移る，という特性があります．余談ですが，この特性からスポーツでも全国中学校体育大会出場種目と全国高等学校総合体育大会出場種目がまったく異なるという，変わった経歴をもっています．生まれてから今までのプロセスを語っていく中で気がついたのですが，私にとってキャリアには「チャレンジができること」に大きな意味があったのです．

　そういった意味が抽出されると，過去の出来事の「点」が「線」になってどんどん意味をもっていくことに気がつきます．サビカス[2]は，この「振り返り」から抽出される「点」をマイクロナラティブ，それらが集合したものをマクロナラティブ，そしてそれらがつながって意味を成したものを「キャリアテーマ」と表現しています．

　図は，それらの概念を簡略化した一つの例ですが，適切に過去に関する語りを進めていくと，あるタイミングでつながりに気がつきます（ある程度経験を積んだカウンセラーやコンサルタントに対して語っていくと導いてくれます）．それを「意味の抽出」とキャリア支援の業界では

表1 キャリア構築理論における3つの重要概念
①**特性における個人差（Individual differential in trait）** 　どんな職業が自分に合っているのか（What：何）という側面 「職業パーソナリティ」によって個人差をとらえている
②**発達課題と対処法略（Developmental tasks and coping strategies）** 　どのように職業を選択し，適応していくのか（How：どうやって）という側面 「キャリア・アダプタビリティ」によって説明している
③**心理力動的な動機づけ（Psychodynamic motivation）** 　なぜ自分はそのような職業を選択するのか（Why：なぜ）という側面 「ライフテーマ」によって説明している

表現するのですが，そこまで進んだら，その後のキャリアプランニングがスムーズにいくことが多い印象があります．

キャリアにおける Why，How，What

サビカス[1,2]の主要な理論体系であるキャリア構築理論では，伝統的なさまざまなキャリア理論を表1の3つの視点から整理しています．一つひとつの詳細な説明は成書に委ねますが，簡単にセラピストを例に説明すると，セラピストを目指した理由や動機づけが Why，実際に仕事を選択して経験の中から適応していくプロセスがHow，どういった仕事が合っているかを判断していくことが What といったところでしょうか．このように3つの視点でキャリアをとらえるのは，フレームワークとして非常にわかりやすいと感じています．

どうしても先のキャリアについて考えるときに，What（何をやるのか），How（どのようにやるのか）にとらわれがちで，Why（なぜやるのか）が置き去りになることがあると思います．そういったときに過去の出来事や感情などから導き出された Why，すなわち「ライフテーマ」に着目することで，活路が見いだせることもあるかもしれません．

ここからは，サビカスのキャリア構築理論における「Why，How，What」の構成要素を紐解き，どのようにキャリアを見つめていくかを考えていこうと思います．

Why：「ライフテーマ」に出会うことの意義

まずはWhyの部分を考えていきましょう．サビカスは，語りによって人生のストーリーを表現することの重要性を述べ，それを「キャリアストーリー」と表現しています．キャリアストー

リーは，昨日の自分がどのように今日の自分になっていったのか，そしてどのように明日の自分になっていくかを説明するものです．

　キャリアストーリーを語っていくと，その人独自のライフテーマによって特定のパターンが見えてきます．それによって，一見バラバラに見えるキャリアストーリーに一貫したまとまりと連続性が生まれるのです．さらに，ライフテーマは個人が何のために行動するかといったことだけでなく，社会的な意義も多く含むため，社会や他者に貢献できる糸口を見つけられるという点からも，動機づけに有用です．

　これは，実際に私がキャリアコンサルティングを実施する中でもクライエントのほぼ全員から感じることができている感覚で，クライエントが語りの中からライフテーマに気がつき，うまく言葉にできたときに，クライエント自身も自覚できるほどの大きな心理的変化が起こります．

　変化が起こったクライエントの事例を一つ紹介します．30代の作業療法士で，学術論文を書くことを一貫してキャリアの中で行ってきたものの，これからもずっと研究を続けていくのに疑問を抱いて，前に進むエネルギーを失っていた方がいらっしゃいました．

　よくよく今までのキャリアの中でのストーリーをうかがうと，もともと業界の発展に寄与したい，誰かが成長していくのに貢献したいといった利他的な動機，つまり論文を書くという行為の中に隠れていた本人の中の「意味」が顕在化していきました．この「寄与・貢献」というライフテーマの中核となる言葉に出会ってから，彼は「研究をして論文を書く」から「研究をどうやって業界やたくさんの人に広げていくか」というようにキャリアの意識が変化しました．それから，彼はただ論文を書くことから，開かれた場所で研究の紹介をしたり，わかりやすく業界に浸透させていくというアクションを迷いなく行えるようになり，そのためにより意欲をもって研究に従事することができるようになりました．

　このように語りの中から抽出された，揺るぎない自分らしさを象徴するライフテーマは，時に迷っている際に方向を示してくれるキャリアの羅針盤のような力を発揮するのです．

How：不確実な時代を生き抜く「キャリアアダプタビリティ」

　次にHowの部分，「キャリアアダプタビリティ」についてみていきましょう．アダプタビリ

表2 キャリアアダプタビリティの4因子

関心 (concern)	職業人として，自らの未来について「関心」をもっていること
統制 (control)	職業上の自らの未来に対して，自らが「統制」をしていること
好奇心 (curiosity)	自らの可能性と未来のシナリオを探索することに「好奇心」を発揮していること
自信 (confidence)	自らの願望を実現するために「自信」をもっていること

ティの語源は Adaptation，つまり「適応」を指します．サビカスは変化が激しい時代だからこそ，これを必要な理論と据えていたと思われます．

　サビカス[3]はキャリアアダプタビリティについて「現在，および今後のキャリア発達課題，仕事上の転機，そしてトラウマに対処するための準備や資源である」と述べています．現代に特にいえることですが，職場や地域社会から求められていることと同時に，予期せぬ出来事や精神的ショックにも対応する必要があります．

　それらの変化に対応できるようになるために，このキャリアアダプタビリティは必要不可欠なものになっていきます．キャリアアダプタビリティは表2に示した4つの次元から構成されています．

　この理論の構成要素の中で「関心」が最も重要と位置づけられており，自らのキャリアに関心があるということは，すなわち未来へのビジョンをもっていると言い換えることもできます．そして，未来へのビジョンがある人が次に直面するのが「統制」で，キャリアを構築する責任は自分にあり，主体的な選択が必要であるという感覚になります．

　そのようにオーナーシップを有した方が次に行き着くのが，「自分の未来をどうしたいのか？」といった「好奇心」の部分となります．新しい価値観，経験を受け入れて自身の可能性に挑戦しようとする心構えができた人は，最終的に「自分がそれを実現できるか？」といった「自信」の部分が重要となってきます．進路選択や職業選択をしたときに，「それを実行できる！」といった想いがビジョンを実現に向かわせます．

　このように，キャリアアダプタビリティの4因子はすべてつながっていて意味を成しています．私は現代を生きるセラピストの方々にもぜひ考えていただきたい理論だと感じており，これからの変化に対応していける準備を行えているかどうかを，このフレームワークで都度確認してみることも重要かもしれません．

What：自分らしい「職業パーソナリティ」を見つける

サビカス[2]によれば，What を表現する「職業パーソナリティ」は，キャリアに関連した能力，欲求，価値観，興味などです．「職業パーソナリティ」は，ホランド[4]が提唱している個人-環境適合のモデルを参照しており，基本的に以下の3つの前提に立っています（一部簡略化）．

①個人は自分の特性に合った環境を探し求める．
②個人と環境の一致度が個人と環境の相互の重要な結果と関連する．
③個人と環境の一致は双方向性なダイナミックなものである．

　実際のセラピストの働き方を想像していただきたいのですが，自分が働きたい場所を探して転職する方も多くいますし，自分の能力，欲求，価値観，興味と一致している職場に行くと，職場にとっても個人にとってもよい影響が出るでしょう．また，個人に合わせて職場も変化し，職場に合わせて個人も変化していくということもあるかと思います．

　職業パーソナリティの観点は前節のホランドの知見と親和性が高いので，ぜひご参照いただきたいのですが，私が強調したいのは「職業的な興味は実際の働き方に影響を受けて変化していく」ということです．この節でも繰り返し述べている「キャリアの意味」は変化・発達していきます．自らを成長させ，変化できる環境に身を置くことができるかが，キャリアを発達させていけるかの分水嶺であると感じます．それによって，自分らしいかたちで「職業パーソナリティ」を変化・発達させていくことも重要かもしれません．

引用・参考文献

1) Savickas ML：The theory and practice of career construction. In. Brown SD, et al（eds）：Career Development and Counseling：Putting Theory and Research to Work. Wiley, pp42-70, 2005
2) マーク・L・サビカス（著），日本キャリア開発研究センター（監訳），乙須敏紀（訳）：サビカス キャリア・カウンセリング理論―〈自己構成〉によるライフデザインアプローチ．福村出版，2015
3) Savickas ML, et al：Life designing：A paradigm for career construction in the 21st century. J Vocat Behav **75**：239-250, 2009
4) Holland JL：Making Vocational Choices：A Theory of Vocational Personalities and Work Environments（3rd ed）. Psychological Assessment Resources, 1997
5) Savickas ML：Reflection and reflexivity during life-design interventions：Comments on career construction counseling. J Vocat Behav **97**：84-89, 2016

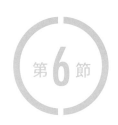

第6節　偶然の出来事を活かす

　皆さんは,「年を重ねたらこんなふうになりたいな」,「○年後はこういったところでこんな仕事をしていたいな」など, 未来の自分に対して展望をもったり, 考えたりすることはありませんか? 私も未来の自身の働き方を想像しながら前に進むタイプなので, 若いころからさまざまな妄想を深めていました.

　先日, 自宅を掃除していると私が25歳のときに持っていた手帳が出てきて, それを見ると「35歳 (本書執筆時点年齢) のキャリアビジョン」が記してありました. 正直驚いたのですが, そこには「臨床現場の管理職になりたい！」といったニュアンスで目標が書かれていたのです. 実際には, その3年後に養成校教員に就任しますし, さらに2年後には学科長になり, そして今はなぜか会社経営者兼, 大学の研究者になっているのです.

　ここから得た学びは,「キャリアはさまざまな予測不可能な偶然の出来事によって変化していく」ということです. 第1章をご覧いただくとわかるように, 私も養成校の教員になったこと, 学科長になったこと, 起業をしたことなど, どれも決して自分の確たるビジョンがあって行ったことではなく, その時々に人や環境が介在して,「たまたま起こった幸運な偶然」だったのです.

　このキャリアにおける「偶然の影響」を論じている理論家がいますので, 本節ではその理論とともに偶然の出来事の重要性を一緒に考えていきましょう.

偶然の出来事に導かれるキャリア

　スタンフォード大学大学院教育学研究科のジョン・D・クランボルツ (1928-2019) は, 心理学者アルバート・バンデューラ (1925-2021)[1] の社会学習理論をベースに「計画的偶発性理論 (ハプスタンス・ラーニング・セオリー)」を提唱した米国のキャリア理論家です. 彼は人間を「学習し続ける存在」であると強調しており, 変化の激しい時代に偶然にもたらされた機会を自らキャリアに活かしていくことが重要であり,「キャリアの8割は予想しない偶発的なことによって決定される」という名言を残しました[2,3].

表　偶然の出来事をうまく処理するスキル

①好奇心（Curiosity）	新しい学びの機会を模索する
②持続性（Persistence）	たとえ失敗しても努力し続ける
③柔軟性（Flexibility）	姿勢や状況を変えることを進んで取り入れる
④楽観性（Optimism）	新しい機会は実行でき達成できるものと考える
⑤冒険心（Risk-taking）	結果がどうなるわからない場合でも行動することを恐れない

　この理論はそれまで，組織や個人の目標設定とそれに向かっていくアクションこそが重要とされていた過去のキャリア開発の流れを一変させました．自身に対する期待や要請を理解しつつ，知識や技術を高めたり，体系的で継続的な学習が何よりも重要であったという考え方から，むしろ「成長のためにチャンスを見つけたら長年計画されたものと異なっていたとしても，こだわりすぎずにチャレンジしてもよい」という新たな価値観のフレームを提供したのです．

　近年の世界も変化が激しく，個人も社会もスピード感をもって大きく価値観が変容していっています．計画されていたキャリアプランだけではどうしても対応できなかったりしていた中で，多くの方の救いとなった理論であったのでしょう（この理論に関係した一般書，ビジネス書も日本で多く出版されています）．

　この理論の肝は「偶発的な出会いを豊富にすると，キャリアも人生も豊かになっていく」という部分です．クランボルツ[2]は偶然の出来事をうまく処理するスキルとして，表に示した5つを挙げています．

　少し5つのスキルとご自身を重ねて見つめてみてください．一見簡単そうですが，このスキルをしっかりともっておくことは大変なことだと思います．「学びへのあきらめ」が好奇心を狭め，「失敗への恐れ」が持続性を妨げ，「状況の変化を避ける気持ち」が柔軟性を弱め，「未経験のことへの不安」が楽観性を保てなくし，「保証のないことへのためらい」が冒険心を削いでしまうことがあります．

　それらの心理的なマイナス要素は，気をつけていないと，知らない間に心の中で育っていってしまうものです．そして，そのマイナスの感情は偶然の出来事との出会いを遠ざけてしまったり，目の前にそれがあっても手を伸ばすことができなくなったりします．周りを見ても，予想されていない出来事に飛び込める素地がある方のほうが，より発展的なキャリアを築き上げているようです．

全世界で流行したCOVID-19も，近年誰も予想できなかった大きな出来事の一つでしょう．その予想できなかった出来事を力に変え，市民権を得たオンラインの世界を利用して，やりたいことを大きく広げた方もいれば，オフラインでもともとやっていたことを捨てきれずに，そこにこだわって大きな機会損失を被った方も多く目にしてきました．

わかりやすくするために，私を例に説明してみようと思います．私はコロナ禍の中で起業をして，オンラインを組み合わせた新事業を立ち上げました．そこにはこの5つのスキルが関与しています．

好奇心という部分では，いまだ誰もやったことのない産業分野に対する事業構築と展開や，オンラインでのキャリアコンサルティング事業など，純粋に「楽しそう（ありたい姿に基づいている）だからやってみよう！」と感じスタートしました．

持続性という部分では，産業分野の事業も当初はまったく取引企業が決まらず，売り上げが上がらない時期を経験しましたし，キャリアコンサルティングなどの教育事業も初期は手上げがほとんどない状況でしたが，あきらめずにやり続けることで活路が開けました．

柔軟性では，会社創業の時点と現在では大きく事業のかたちを適応・変化させています．

楽観性では，これまで会社をしていて何度も経済的に危機的な状況になったことはありましたが，まったくと言ってもよいほど失敗するイメージが湧かず，ポジティブな感情をもち続けてこれました．

冒険心という意味では言わずもがな，誰もが失敗すると噂していたくらいなので，チャレンジングな決断だったと思います．

これはあくまで私に当てはめて解釈したものですが，これらのスキルをキャリアの中で育てていくことが，偶然の出来事に導いてくれるために重要であるのかもしれません．

行動を起こして偶然の出来事をつかむ

皆さんは，偶然の出来事を生むアクションを日々どれくらい行っていますか？　偶然の出来事を生むためのアクションを考えるうえで，私はただ単に人と会うだけではなく，適切に人との「信用」と「信頼」を積み重ねていくことが必要だと考えています．

「信用」とは一方向性であり，自身から発信される情報です．例えばSNSでの発信内容や容姿，話し方，振る舞いなども含めて，相手は「ああ，この人は信用に足る人だ」と判断します．

一方，「信頼」は双方向性のもので，相手とのかかわりの中から生まれる感情を指します．これは同じ時間を過ごし，話をする中で双方が感じる感情です．信用は弱いつながり，信頼は強いつながりといったところでしょうか．

　こういった説明の仕方をすると，信頼のほうが重要なように感じるでしょうが，案外，信用，弱いつながりもさまざまな偶然の出来事を運んでくれるのです．

　今の時代では，メディアの多様化により圧倒的に多くの人とかかわり，信用を構築することができます．信用を蓄積するためには，「自身がどういった人間」で「何をしたいのか」，「何をしているのか」をさまざまなかたちで発信しておくことです．そして，多くの方の中から誰かのセンサーに引っかかって，その人が偶然の出来事を運んでくれてキャリアが拓かれていきます．

　一方，「信頼」は強力なパワーがあるのですが，どうしても多くの方と信頼を構築することは難しいので，誰と会ってどれくらい時間を使うのかを吟味する必要があります．信頼構築にはわかりやすい実績は必要ありません．相手と真摯に向かい合って人間同士のかかわりをすることで生まれてくるものです．

　信頼と信用について，私のエピソードを紹介すると，SNSや各種メディアを中心に「自身がどういった人間」で「何をしたいのか」，「何をしているのか」は意識して発信するようにしています．いわゆる「As is」と呼ばれる"現在の状態"についてアウトプットするように心がけています．私のこれまでの講演や書籍などの目に見える業績のきっかけは，ほとんどこのAs isの情報発信から生まれていると言っても過言ではありません．

　また，私は必要に応じて「この人だ！」と感じた人には出張先で直接お会いして，信頼を構築するようにしています．場合によっては，その人に会うためだけに飛行機で遠方に出張をすることもあります．それくらい，直接会って話して時間を共にするパワーは凄まじいものがあります．その際に「To be」と呼ばれる，これからどうなっていきたいか，未来志向の話を多くするようにしています．実際にそういったご縁から生まれてきた協業やチャンスがキャリアの転機となった経験は多くあります（図）．

人生の目標は状況でどんどん変化していく

　人生で「なりたい」ものが一貫していて，これまで一度も変化しなかった方は本当に少ない

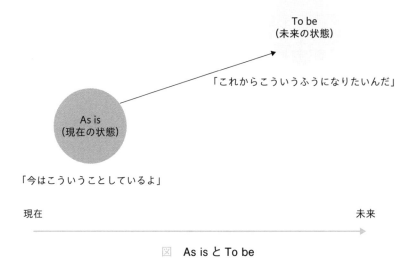

図　As is と To be

のではないかと思います．例えば子どものころは仮面ライダーになりたくて，少年のころは学校の先生，青年では医療職など，人が人生の中で目標とする「なりたい」はどんどん変化するものです．

　少し思い返してほしいのですが，皆さんの夢は小さいころからどのように変化していきましたか？　私は小さなころは学校の先生のことが好きで，その影響を受けて学校の先生になりたいと思っていました．そこから私のいとこが作業療法を受けている様子に影響を受けて，作業療法士を目指し，養成校の教員にお声がけをいただき教員になり，共同創業者から影響を受けて経営者になっていきました．

　人生を歩む中で影響を与えてくれる方が「なりたい」をどんどん変化させていきます．その偶然の出会いや出来事をつかむかどうかは，表の5つのスキルが重要になるのです．

　私が作業療法士をはじめとした医療従事者の方々とかかわる中でよくある相談が，「臨床を長年続けてきたけれど，この仕事を一生やることにどこか違和感がある」いうものです．そういったゆらぎがある場合は，「普段かかわっていない方々に会える場」に行くことをお勧めしています．人生の目標が変化するときは，人の影響を受けることが多いと言われています．そのため，今の場所でいつも会うメンバーに接するだけでは，活路が見いだせない方も多くいらっしゃいます．実際に普段かかわらない方との出会いから，自身の目標がより自分らしく変化していった方を多く見ていますし，私も自分の目標をアップデートできるように人に会いに行くアクションを20代，30代は欠かさずに意識しています．今悩んでいる方もそうでない方も，

多様な価値観をもった方々に会いに行くように習慣づけられることを強くお勧めしたいと思います．

戦略的に「あきらめる」ことの大切さ

　ここまでは，偶発的な出来事をどうやってつかみにいくか，また目標を出会いでどんどん変化させていくことなどアグレッシブな内容について述べてきましたが，この理論は別の解釈もできます．それは「あきらめる」ということです．

　クランボルツら[4]は，環境変化に応じて個人も変化してよいと述べています．何か一つの目標に向かって精一杯努力したけれど，到達しなかったことは誰しもあると思います．そのときに，柔軟にそれをあきらめて次の目指すものに気持ちを移すためにも，この理論は有用です．

　思えば，私も人生であることにチャレンジして，あるレベルまでいったらすっぱり以前やっていたことを捨てて，新しいことを始める癖がありました．その「いつでも捨てればよい」，「まあいいか，別にほかに大切なものはいっぱいあるし」といった思考のおかげで，キャリアの新たな道がたくさん見つかりましたし，超がつくストレス環境でも決定的なメンタル不調に陥ることなく，今日を迎えられていると感じています．

　前述したように，セラピストは「こうあるべき」を業界や社会，職場から感じやすい職業特性があるようです．私のクライアントの中には，博士号を取得しようと頑張ったけれど取得できなかった，起業したけれど倒産してしまったなど，思い描いていた目標が達成できずに落ち込んでしまっている方もいらっしゃいました．そういった方が「そうか，あきらめて別の道を歩んでもいいんだ！」というマインドセットができるだけで，大きく復調していかれた様子も多く目にしています．

　日本には，何かを目指して一生懸命に取り組む姿が美徳とされる文化がありますが，そこに固執することで視野が狭くなってしまうこともあるため，自分を追い詰めないようにすることも大切です．「それを達成しないといけないなんてルールはないし，いつでも捨てればいいし，いつでもあきらめていい」と，優秀で真面目な人ほど心に余白をもっておくとよいのかもしれません．

引用・参考文献

1) Bandura A：Social Learning Theory. General Learning Press, 1971
2) Krumboltz JD：The happenstance learning theory. J Career Assess **17**：135-154, 2009
3) Krumboltz JD, et al：Luck Is No Accident：Making the Most of Happenstance in Your Life and Career. Impact Publishers, 2010
4) ジョン・D・クランボルツ，他（著），花田光世，他（訳）：その幸運は偶然ではないんです！―夢の仕事をつかむ心の練習問題．ダイアモンド社，2005
5) Krumboltz JD：The career beliefs inventory. J Couns Dev **72**：424-428, 1994

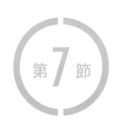

個人資本のキャリアをつくる

　組織に雇われる働き方をしている方やフリーランス，経営者などさまざまなカテゴリの方々が今，本書を読んでくださっていると思いますが，皆さんは自分の 10 年後のキャリアを想像できますか？　どこで何をしているのでしょうか？「そんなことはさすがにわからないよ」と思われた方もいらっしゃることと思います．どんな方でも 10 年後に何が起こるかを完全に予測することはできません．少しシビアですが，以下の問いに対して想像を働かせてみてください．

「今の職場を何らかの理由で辞めなければならなくなった場合，どうやって生きていくのか？」

　組織に雇われている方はもしかすると，診療報酬や病院基準の変化などから今の働き方をしようと思ってもできない環境になっているのかもしれません．また，フリーランスや経営者は経済環境の変化，AI などの台頭などから，現在の事業で稼げなくなっていることも十分に考えられます．事実，執筆時点で AI がとてつもないクオリティの仕事をこなし，人間のライターやレポート作成などの仕事を代替しようとしています．

　社会構造の変化のスピード感を考えると，「確実に 10 年後も安泰だ！」と言い切れる方は読者の皆さんの中に一人もいないのではないでしょうか？　これからの時代，定年まで一度も職場を変わらない方はそう多くないのではないかと思います．そういったときに考えるべき事項の一つが，「組織・業界資本のキャリアデザイン」か「個人資本のキャリアデザイン」のどちらの感覚をもっているのかという点です．

　後者の「個人資本のキャリアデザイン」を行っている人は，よりこれからの時代の不確実性や環境変化に対応することができます．この節では，今の時代に合わせた個人資本のキャリアをつくることの意義について，さまざまな観点から検討したいと思います．

プロティアンキャリアとは

　1976 年にボストン大学マネジメント・スクール（Questrom School of Business）の教授ダグラス・ホール[1,2]は，米国の産業社会の構造改革に伴う会社への「心理的契約（組織と個人

はそれぞれに対して期待を寄せているという考え方)」の変化に着目しました.

　キャリアの考え方が組織内キャリア(組織の中でどのように生き残れるのか,昇進や権力が重要)から個人キャリア(個人の仕事により心理的成功を目指す,自己の満足や市場価値に着目する)へと変化したことを受けて,個人資本の変幻自在な「プロティアンキャリア」という概念を提唱したのです[1,2].

　プロティアンは他の物に変身する力をもつギリシャ神話の神プロテウスから名付けられており,ホール[7]は「キャリアとは組織によってではなく,個人によって形成されるものであり,キャリアを営むその人の欲求に見合うようにその都度方向転換されるものである」と述べました.

　セラピストの世界に置き換えてお話しすると,「病院や施設でキャリアラダーやキャリアパス(キャリアの道標となるような学習目標や到達目標)を設定し,それに従って成長すればキャリアの成功である.また,業界でいうと学位や認定,資格などを取得することがキャリアの成功である」といったような"成功が「客観的指標」で定義されているような状態"が「組織・業界資本のキャリアデザイン」となります.

　一方で,「プロティアンキャリア(個人資本のキャリア)」では,自分自身がどうありたいかに基づいた仕事ができているか,病院や施設の勤務内容や環境は受け入れられるものなのか,自分自身の業界内外の市場価値が仕事を通じてどのように構築されていったのかなどの「主観的指標」が重要な指標となります.

　この違いは非常に明確なもので,変化が乏しい市場規模が拡大していてマスメディアが力をもっている時代には,「組織・業界資本のキャリアデザイン」をベースにするのが有効でしたでしょうし,今の時代のような不安定で変化していくことが前提で,SNSなどメディアも多様化した中では,「プロティアンキャリア」が有効な考え方となり得るでしょう.

　「プロティアンキャリア」において,重要な「メタ・コンピテンシー(変化に対応し,新たな能力を自ら学習していく能力,行動特性)」として「アイデンティティ」と「アダプタビリティ」があります.

　アイデンティティとは,「人格における存在証明または同一性.ある人が一個の人格として時間的・空間的に一貫して存在している認識をもち,それが他者や共同体からも認められていること」(広辞苑 第七版)です.一方,アダプタビリティは細かく分類されているので詳細は成書に委ねますが,アイデンティティを探索したり,環境により変化させたり,統合させること,

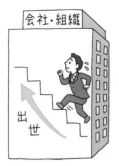

- 会社に居続けることが前提
- 会社内での昇進や給与が重要
  →組織資本のキャリア観

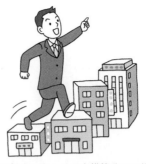

- 会社は個人のキャリアを構築する足場
- 自身の市場価値や心理的満足が重要
  →個人資本のキャリア観（プロティアン的）

図1　従来型キャリアとプロティアンキャリア

またそういった意思を指しています.

　簡単なイメージ図をお示ししますが（図1），今自分のキャリアの感覚が従来型なのか，プロティアン寄りなのかを考えてみるとよいのかもしれません（ここは年齢や今いる組織の形態などが大きく影響します）. どちらがよい, 悪いではありませんが, 私はプロティアン的な感覚を若いころから有していたので, 組織の論理で動くこと自体が非常に心地悪く感じたと振り返っています.

　このキャリア観のギャップは日常でもしばしば見かけます. 例えば職場の飲み会があったときに, ある程度の年齢の方から「若手は飲み会に来なくて残念だ……」,「職場で一緒に仕事をする気があるのだろうか？」などという声を聞きます. 若手からするとそもそも組織資本のキャリア観ではないので, 職場の方と仕事以外で深い関係を築く意味が見いだせない, というように, 世代間でのミスマッチはさまざまな場所に現れます.

　こういったキャリア観の「信念対立構造」があることにも気を配ると, 世代が異なる方々への見方やかかわり方が少し変わるはずです.

仕事を変幻自在に変化させていく

「療法士として10年後も同じ仕事をしている未来が見えません……」
「自分は専門学校卒業だから, つぶしがきかないんです……」

医療専門職の方々のキャリアコンサルティングをしていると, 初回の相談でこういった発言

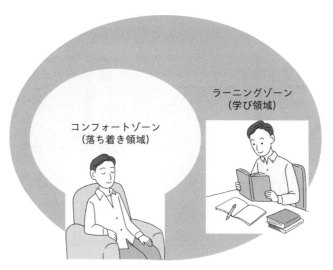

図2　コンフォートゾーンとラーニングゾーン

が時々聞かれます．実際に読者の皆さんの中にも，「臨床以外の仕事ができると思えない」と考える方も多いのではないでしょうか？　しかし，私は医療職についてはそういった考え方の呪縛に真っ向から立ち向かうべきであると考えています．

　実際，私も臨床に従事していた時期に臨床自体は好きだったのですが，どうしても臨床の仕事を一生やり続けるイメージが湧かずに教育分野に移ることになりました．そして，時を経て同じような感情から教育機関を退職して，起業・経営の分野に移りました．キャリアチェンジの中で次への前向きな思考を阻害するのが「心地よさ」です．

　長くその仕事に従事していると誰でも習熟度が上がり，大きなストレスなくその業務をこなすことができるようになります．それゆえに，そこから抜け出すのはエネルギーが必要になります．コーチングなどの領域でよく述べられるミシガン大学ビジネススクール教授ノエル・ティシー[3]が提唱した「コンフォートゾーン」という考え方がありますが，人は心地よい状態（コンフォートゾーン）から抜け出すのが容易ではない生き物です．

　コンフォートゾーンから抜け出し，成長領域（ラーニングゾーン）に入るためには専門家の場合，今まで学んできたことに対する執着を捨てる（アンラーン）ことが重要になります（図2）．私はセラピストとして特定分野で経験を積めば積むほど，捨てることや学び直すことが困難となる事例をこれまでたくさん見てきました．

　こういった状況に陥らないために個人的にお勧めなのは，若いうちから「日々ちょっとした越境経験を多く積むこと」です．急にすべてを捨ててラーニングゾーンに入るのは大きなスト

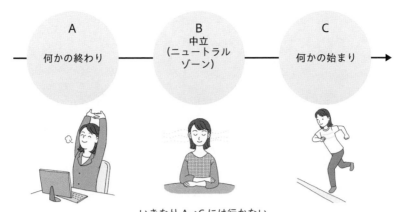

いきなり A→C には行かない
B ではむやみに動かず考えたり五感を研ぎ澄ませる

図3　転機とニュートラルゾーン

レスがかかりますが，日々ちょっとした自分の枠組みを広げることのできる機会で手上げをしてみることや，今まで行ったことのない場所に行ったり，会ったことのない人に会ったりするなど，自分のコンフォートゾーンから一歩踏み出してみることです．

　私は若いうちから職場で「これ誰かやってみませんか？」という新しいことは自らやってみることや，今までに行ったことのない場に行ったり，会ったことのない人に出会ったりすることを習慣にしていました．そうすることで変化に対しての耐性が育まれていき，環境変化に強くなったと感じています．

　実際に，転職など何かが大きく変化するのは非常にストレスがかかるものです．ここで私は，米国の心理学者で人間性心理学会の会長を務めた理論家であるウィリアム・ブリッジズ (1933-2013)のトランジション理論[4,5]を参考にすることが多いです．今までやっていた A の事象から新しい C の事象に移る際には必ず中間の B，つまり「ニュートラルゾーン」が存在するという考えです（図3）．

　私はこの理論から，経験の中で A（教員）から C（経営）に一気に移るのでなく，B（余白）の期間が生じること，そしてその時期にはむやみに動き回ることをせずに，五感を研ぎ澄ませてじっと待つことを行いました．そうする中で，C への道筋が自然と浮かんできたのです．変化を生み出すときは前へ進んでいくのがよさそうなイメージですが，そのかぎりではなく，「止まること」も重要であると学ぶことができました．今，何かの変化を起こそうと考えている方はそういったニュートラルゾーンを意識して，「あえて」止まってみることもお勧めしたいと思います．

市場からの認知と社会関係資本をつくっていく

　プロティアンキャリアの考え方を前述しましたが，「個人資本のキャリア」を考えていくときに，「市場からの認知」と「社会関係資本」の2つについて整理すると考えが深まりやすいと私は考えています．

　まず「市場からの認知」ですが，皆さんは現在の職場の名前（○○病院，○○大学など）を冠することなく，どれくらい自分の名前が業界や一般社会に認知されていますでしょうか？「個人」の市場からの認知と「組織」の認知をごちゃまぜにしてしまいがちですが，プロティアン的なキャリアの流れをつくろうと思うのであれば，「○○病院の○○さん」ではなく「○○さん」単独で市場から認識されておく必要があります．

　そうでないと組織を離れてしまったときに，今まで積み上げてきたキャリア資本の価値が目減りしてしまいます．この市場からの認知に関しては，所属外の活動で「自分のタグ」をつくることが重要です．

　所属に貢献することは当たり前ですが，私は病院時代から意識して院外での団体設立や活動を重ね，教員時代でも同じく，所属に依存しない活動で所属の名前を冠せずに自分のタグをつくる作業を続けていました．その結果，会社を創業したときも一定数の方が応援してくださったり，ある程度の実力があると認知していただき，仕事がスムーズに生まれていったと認識しています．

　この自分のタグのつくり方で，私はよく「人間 Google」の例を出します．Google の検索フォームにキーワードを入力すると通常ヒット数が出ますが，これを「ヒット人数」が出ると考える架空の検索エンジンです．例えば「作業療法士」というキーワードを入力すると，2023年時点では約10万人ヒットします．このように，キーワードに該当する人数を考えてみるのです．

　そして，そのヒット数が可能なかぎり「1人」に近づくようにタグを構築していくわけです．例えば私のタグである「作業療法士，医学博士，ベンチャー創業」などを入力すると，おそらく日本では執筆時点で5人いないでしょう．また，「臨床，研究，教育，開発，経営，キャリアコンサルタント」などと入力すると，これもかぎりなく1人に近いはずです．

　そして，各タグがつながってシナジー（相乗効果）を産んでいるのか，またその「1」は市

場が求める「1」なのか？　を考えていきます．そうやって自身のタグの希少性や市場性を検討していくと，どういった蓄積をしていく必要があるのかが見えてくるのかもしれません．

　次に社会関係資本ですが，これは後述する「OSとアプリ」（第3章第2節）の考え方が重要になってきます．アプリ的な社会関係資本を積み重ねて，業界の方々（大学教員，臨床家など）とのつながりや認知を構築することも重要です．それと同じように，OS的な業界外（産学官金などの関係者など）に開かれた関係を醸成しておくことも，個人資本のキャリアをよりよいものにしていくうえでは欠かすことができません．

　そのために，「普段かかわっている人がいない場所」に出かけてみることを習慣にされることを強くお勧めします．あくまで私の経験ではありますが，その中で得た社会関係資本は，所属外に出たときに強力なパワーを発揮してくれます．

　ここまでキャリアの理論などを概説しながら自分らしいキャリアをどのように見つめていくかをお伝えしてきました．いかがでしたでしょうか？「キャリア」という言葉が人生において身近なものであると少しでも感じていただければ幸いです．

　年齢や立場が違えど，それぞれが自分らしいキャリアを追い求めながら生きているといってもよいでしょう．なお，私も，現在もキャリアに悩んでいるセラピストの一人です．業界全体でキャリアの多様性を許容でき，寛容な文化が育っていくことで救われる方もきっと多くいらっしゃると感じます．そういった文化をこれからの世代を中心に構築していきたいと，心から思います．

引用・参考文献

1) Hall DT : Protean careers of the 21st century. Acad Manage Execut 10 : 8-16, 1996
2) Hall DT : Protean careers in and out of organizations. CA : Sage, 2002
3) Tichy NM, et al : The Leadership Engine : How Winning Companies Build Leaders at Every Level. Harper Business, 1997
4) Bridges W : Transitions : Making Sense of Life's Changes. Addison-Wesley, 1980
5) ウィリアム・ブリッジズ（著），倉光　修，他（訳）：トランジション―人生の転機を活かすために．パンローリング，2014
6) Hall DT : Careers and socialization. J Manage 13 : 301-321, 1987
7) Hall DT : Careers in Organizations. Scott Foresman, 1976
8) Hall DT, et al : The career attitude index. Boston, MA : Unpublished, copyrighted scale, 2001

第 **3** 章

セラピストの
キャリアデザインに必要な
「思考」と「アクション」とは

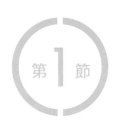

第1節　ライフヒストリーを描き，
今までのキャリアを棚卸しする

　ここまでの章では，さまざまなキャリア理論をどのようにキャリアデザインで当てはめて用いるのかについてお伝えしてきました．続いて本章では，具体的に「アクション」していくプロセスについて，実際の支援事例を含めながら示していきます．ぜひ，ご自身のエピソードなどを重ね合わせながらお読みいただけると嬉しいです．

なぜ，キャリアの振り返りが重要なのか？

■ その人の物語を引き出す

　皆さんは生まれてから今に至るまでに，どんな出来事が起こって，それらがどうつながっているかを考えたことはありますか？「そんなややこしいことに何の意味があるの？」，「これから先のことを考えるのがキャリアデザインじゃないの？」と，この「振り返り」という作業に少々懐疑的な読者の方もいらっしゃるのかもしれません．

　私は教員時代後半のキャリア停滞期に，幸運にもキャリアコンサルタントを介してそういった機会を設けることができました．コンサルティングを受けて今までのキャリアの物語を語っていく中で，最初は私自身のコンプレックスやつらかった出来事を無理に思い出しているような感覚に陥っていたのですが，次第に私の中で今までの物語の「点」が「線」となって意味をもち，つながっていくような感覚を得ることができたのを鮮明に覚えています．

　そして，自身の中のキャリアのつながりや人生のテーマを自覚してから，私にとってのキャリアの次のフェーズ（起業）へと自信をもって踏み込むことができました．そのときの出来事が今の私をかたちづくっていると心から感じますし，そこで得た自身の価値観・意味を感じている事柄への気づきは，現在においても非常に大きな財産となっています．

　キャリアコンサルティングで伴走させていただいているクライエントの方々も，この振り返りのプロセスで自分自身を見つめる時間を十分に取ることで，自身の「ありたい姿」への気づきにつながって，未来への視界が開ける方が圧倒的に多い印象があります．

　人材教育に関する業界では昨今，「リフレクション」というワードが使われるようになってき

ています.「リフレクション」とは直訳すると反射・熟考などを指しますが, 人材育成では「内省・振り返り」という意味合いで使われています[1]. 経済産業省が公開している「人生100年時代の社会人基礎力」の資料でも,「能力を発揮するにあたって, 自己を認識してリフレクション（振り返り）しながら, 目的, 学び, 統合のバランスを図ることが, 自らキャリアを切りひらいていく上で必要」[2]としており, その重要性が述べられています.

さらに前章で紹介したサビカス[3,4]は, この「振り返り」に関係したキャリア構築理論を提唱しています（第2章第5節参照）. 彼は個人にとって意味ある選択や役割に適応する「ライフテーマ」の存在を重要視しており, そのライフテーマは今までの人生のストーリーの語り（キャリアストーリー）の中から導かれるとしています.

このように,「振り返る」という行動の重要性はさまざまなかたちで示されています. キャリアコンサルティングのプロセスでは,「その人の物語に基づいた語り」を引き出せるか, それをつなげて, 意味を見いだし, 解釈することができるかが非常に難しく, 毎回難渋します.

■ キャリアコンサルティングでのポイント

クライエントと振り返りをしていくうえで私がポイントに挙げていることが2点あります. 1つ目は, クライエントの「心からの語り」を引き出せるかどうかです. リハビリテーション領域において, ラポール形成の重要性は誰しもが知るところだと思いますが, キャリアカウンセリングにおいても同じことがいえます.

信頼に基づいて, しっかりと心から感じていることを語っていただくことが第一歩です. ただ, 場合によってはコンサルタントの属性やクライエントのタイプとのミスマッチで, その人の語りが十分に引き出せないことがあります. 例えば, 自分の実績に自信がない場合, 職位や学位や業績といったような権威性が高い客観的指標をもった方は恥ずかしくて話せないといったような場面です. そういった意味では「フラットな関係」であることも, 相談を受ける者の姿勢として求められます.

そして2つ目は, その人の「経験」を引き出すことができるかどうかです. ここでいう「経験」とは「事柄＋感情」を指します. キャリアストーリーを語っていただくと,「臨床場面でこういうことがあって……」と実際に起こったことのみにフォーカスを当てる方が結構多いです. しかし, これではキャリアの語りから導き出されるその人なりの意味の抽出, 気づきへとはつながりづらいのです.

そこで，事柄のみを話してしまう方には「そのときにどういったお気持ちになったのですか？」と，その事柄に付随する感情を思い出していただく問いを投げてみて，潜在的な感情を表面化してみます．すると，ほかのエピソードとの関連性やつながりが見えてきて，その人なりの「意味」が炙り出されることが多くあります．

　このように，その人なりの「キャリアの意味」が見えてくると，先のキャリアプランを立てやすくなります．これまで以下のような，その人なりの「キャリアの意味」を可視化できた方に出会いました．

「自分の知識や技術で業界に貢献したい」
「仲間たちと地元でチャレンジしていきたい」
「キャリアに悩む若手の力になりたい」

　このように，今までの経験からひもとかれたキャリアの意味を言語化できると，言葉が自信を帯びて，積極的に今後のことを考えられるマインドセットができます．ここで，さらにキャリアの意味の解像度を高めようとする際に，よくクライエントに投げる問いがあります．

「あなたにとって○○とはどんな意味がある言葉なのですか？」

　この○○に，例えば私であれば「貢献」，「チャレンジ」などのキーワードが入ります．じっくり言葉に向かい合う時間を設けると，「自分にとっての貢献って，誰かの笑顔を直接見ることだ」，「自分にとってのチャレンジは目の前の壁を壊すことだ」など，さらに一歩踏み込んだ深さでキャリアの意味を見つめることができます．ここまでくると，これから「なりたい姿」を具体的に考えてプランニングしていく準備が整ってきたといえます．

　この節はあえて，キャリアコンサルタントとしての目線でクライエントとのかかわりの経験から所感をお伝えしましたが，こうした「自らに問いを投げる」ことは，一部ご自身でも応用可能です．例えば，「自分の過去の出来事を振り返ること」や「自分自身が日常的に発している言葉がどういう意味をもっているのか考えること」は誰でもできますので，ぜひご自身に合った方法を見いだしてみてください．

キャリアデザインツール：ライフヒストリーデザイン曼荼羅

　では，具体的にどのようなツールを用いて，今までの「振り返り」を進めていけばよいのでしょうか？　この振り返りに関してはさまざまなツールが世界中に存在していますが，私がキャリアコンサルティングの中でクライエントの物語を引き出すためによく活用しているものを一つ紹介します．

　20代の教員時代に元東京学芸大学の成田喜一郎先生にご指導をいただく機会があり，「ライフヒストリーデザイン曼荼羅（まんだら）」[5~7]についてご教示をいただきました．それから学生の養成教育，現職者のリカレント教育などの経験からセラピスト向けに応用して，現在もコンサルティングの場で活用しています．

　図は，私のライフヒストリーデザイン曼荼羅を簡略化したものです．このように人生のこれまでのプロセスを4分割し，それぞれの特徴的な出来事やキーワードを書いたうえで，各章に章名をつけるなどしていきます．具体的なプロセスは以下のとおりです．

①各章で年齢を4つの区分に分ける．
②各章での印象的な出来事を未来から過去に向かって書いていく．
③各章にテーマをつける．
④中心の部分の全体テーマを書く．
⑤内容を見つめて，各章のキーワードがあれば外の欄に書く．

　こちらは一度描いて終わりでなく，シートを通じて対話の時間を設けたり，問いを立てて経験を炙り出す時間を設けたりすることで，徐々にクライエントのストーリーの中に意味が見いだされていくことがあります．時には小グループで，このツールを用いて対話の時間をもつことも有効です（ライフヒストリーデザイン曼荼羅の詳しい解釈や解説については成書[8]に委ねたいと思います）．

　過去の出来事を深掘りするためには，専門家を介してカウンセリングを行うのをお勧めしますが，今までの出来事をざっと描いてみるだけでも自身のキャリアの見方が変わってくることがあります．ぜひ試してみてください．

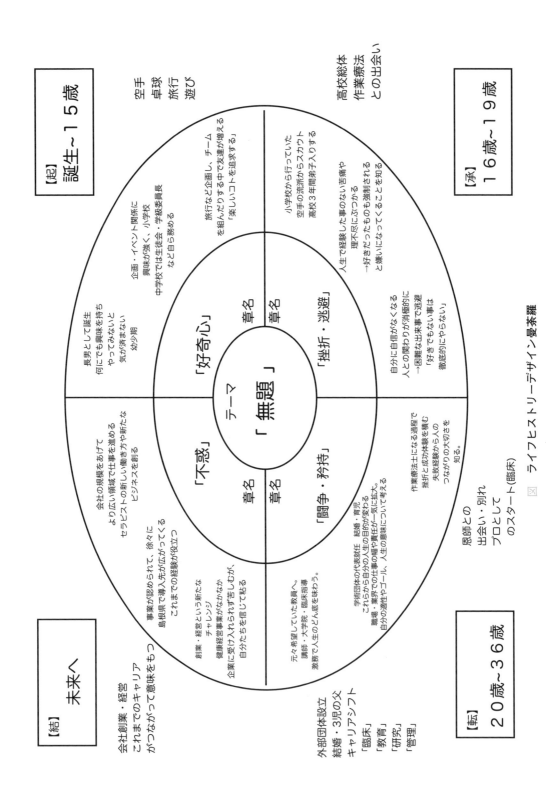

図 ライフヒストリーデザイン曼荼羅

【起】誕生〜15歳

空手
卓球
旅行
遊び

長男として誕生
何にでも興味を持ち
やってみないと
気が済まない
幼少期

企画・イベント関係に
興味が強く、小学校
中学校では生徒会・学級委員長
など自ら務める

旅行など企画し、チーム
を組むする中で友達が増える
「楽しいこと」を追求する

「好奇心」
章名

テーマ
「無題」

【承】16歳〜19歳

高校総体
作業療法
との出会い

小学校から行っていた
空手の流派からスカウト
高校3年間弟子入りする

人生で経験した事のない苦痛や
理不尽にぶつかる
→好きだったものも強制される
と嫌いになってくることを知る

「挫折・逃避」
章名

自分に自信がなくなる
人との関わりが消極的に
→困難な出来事で逃避
「好きでもない事は
徹底的にやらない」

作業療法士になる過程で
挫折と成功体験を積む
失敗経験からの
つながりの大切さを
知る。

「闘争・矜持」
章名

「不惑」
章名

会社の規模をあげて
より広い領域で仕事を進める
セラピストの新しい働き方や新たな
ビジネスを創る

事業が認められて、徐々に
島根県で導入先が広がって新たな
これまでの経験が役立つ

創業・経営という新たな
チャレンジ
健康経営事業がなかなか
企業に受け入れられず苦しむが、
自分たちを信じて続ける

【結】未来へ

会社創業・経営
これまでのキャリア
がつながって意味をもつ

元々希望していた教員へ。
これらから自分の人生の目的が変わり
講師・大学院・臨床指導
職場・業界での仕事や経営に一気に拡大、
自分の適性やゴール、人生の意味について考える

学術団体の代表就任　結婚・育児
これらから自分の人生の目的が変わり
職場・業界での仕事や経営に一気に拡大、
自分の適性やゴール、人生の意味について考える

恩師との
出会い・別れ
プロとして
のスタート(臨床)

【転】20歳〜36歳

外部団体設立
結婚・3児の父
キャリアシフト
「臨床」
「教育」
「研究」
「管理」

ケーススタディ：自分への問いを深めることで「キャリアの意味」を炙り出す

30代，男性，作業療法士

妻と娘と3人で地方暮らし．精神科作業療法を行う病院に勤務．これまでに転職回数が多く，もともと別の事務系職種（診療情報管理士）として病院に勤務していたが，20代中盤で作業療法士の資格を取得し，それから作業療法士として病院勤務を続けている．作業療法士を目指したきっかけは，前職よりも給料が安定しているからだった．

初回のキャリア相談内容

・もともと精力的に学会や勉強会などに参画していたが，どこか燃え尽きるような感覚があり，最近すべての外部の役職を降りた．現在は起業を考えている．

・現状考えている事業内容は今までの職業歴（精神科作業療法の経験を活かした相談業務）に連動したものだが，どこかしっくりきていない印象がある．

・漠然と起業を焦っているような感覚があり，なるべく早く結論を出したいと感じている．

コンサルタントの見立てとその後の変化

・当初はとにかく停滞感を受け入れられず，早く起業をしたいと焦っていた．なぜ急いでいるかを問うが，うまく言語化できない状態が続いていた．

・ライフヒストリーデザイン曼荼羅を用いて，自分自身の経験の深掘りをじっくりと行った．その結果，キャリアの意味が徐々に表面化し，次第に幼少期から現在に至るまでの共通項が見え，つながりができて「価値があることに挑戦する」，「学んだ知識で誰かの役に立つ」というクライエントなりのキャリアの意味が抽出されてきた．そのことにより，過去に起こったコンプレックスの原因ととらえていた出来事や，現在の停滞感がなぜ生じているのかについて，自分なりの表現で可視化して向かい合うことができはじめた．

・キャリアの意味の解像度が上がった中で，特に焦って起業する必要はないという気づきを得られた．丁寧に事業計画の作成や仲間集めなどさまざまな準備を計画でき，適切にエネルギーを向けることができてきた．

・自分にとって大切なのに忘れていたエピソードが炙り出されてきた．

・生まれてから現在に至るまでの語りの中で，当時の感情をありありと思い出してきた．

・人生のストーリーが映像として流れる感覚があった．

・幼少期からの出来事が線でつながるような感じを覚えた．

・自身の経験（嫌なもの含め）をポジティブにとらえられるようになった．

・プロセスの中でキャリアの特性に関する自己理解が高まった感じがした．

・人生を通して形成されてきた価値観に気づいた（欠点含め）．

・うまくいかない（うまくいく）ときのパターンがわかった．

・自分の性格などに対する解釈ができた．

・これから先どう進むべきかが何となく見えた感じがした．

・よい意味で自分の悪いところやうまくいかないことにあきらめがついた．

・自分の取扱説明書のたたき台ができた感じがした．

クライエントのその後のアクション

　地元の環境を活かした，教育事業などを中心とした合同会社を設立．さらには会社以外にもいくつかの仕事（臨床，オンライン支援，ツーリズム，第一次産業など）を兼任して，自分なりの「ありたい姿に基づいた」世界観で働くということを見いだして仕事を生み出している．

引用・参考文献

1) Miettinen R：The concept of experiential learning and John Dewey's theory of reflective thought and action. International J Lifelong Educ 19：54-72, 2000
2) 経済産業省 産業人材政策室：人生 100 年時代の社会人基礎力について，2018
https://www.meti.go.jp/committee/kenkyukai/sansei/jinzairyoku/jinzaizou_wg/pdf/007_06_00.pdf（2023 年 6 月 5 日参照）
3) Savickas ML：The theory and practice of career construction. In Brown SR, et al(eds)：Career Development and Counseling：Putting Theory and Research to Work. Wiley, pp42-70, 2004
4) マーク・L・サビカス（著），日本キャリア開発研究センター（監訳），乙須敏紀（訳）：サビカス キャリア・カウンセリング理論―〈自己構成〉によるライフデザインアプローチ．福村出版，2015
5) 成田喜一郎，他：「ライフヒストリー曼荼羅図」ワークショップ，「教師のキャリア支援と持続可能な学校文化の構築」セッション資料（「学校 マネジメントリーダー塾」），2010
6) 三田地真実：ライフヒストリー曼荼羅図ワークショップの適用―大学生を対象とした場合の有効性―．日本共生科学会第 5 回大会発表論文集，2013
7) 三田地真実：「ライフヒストリー曼荼羅ワークショップ」の理論基盤構築に向けて―本ワークショップにおける「ライフヒストリー」の意味とツールとしての「曼荼羅図」．共生科学研究（星槎大学紀要）9：162-174, 2013
8) 成田喜一郎：物語「教育」誤訳のままで大丈夫 !?―Education のリハビリ，あなたと試みる！キーステージ 21, 2023

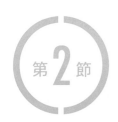
「アプリ」と「OS」の能力開発を組織内外で計画的に行っていく

　キャリアにおける振り返りの重要性や，「ありたい姿」を炙り出していく必要性については，ここまでさまざまなかたちで述べてきました．ここからは，その「ありたい姿」に基づいて，実際にセラピストが仕事の領域を拡大する，仕事を選択していくなど「なりたい姿」を実現していくために，具体的にどのようなアクションが必要なのかについて一緒に考えていきたいと思います．

「アプリ」と「OS」の能力開発とは？

　本節のテーマである「アプリ」と「OS」と聞いて，皆さんはどのようなことをイメージしますか？　私は真っ先にパソコンやスマートフォンを連想します．

　アプリとはアプリケーションの略であり，スマートフォンやタブレットなどのデバイス上で起動するソフトウェアのことです．一方，OS（operating system）とは，システム全体を管理し，さまざまなアプリケーションソフトを動かすための最も基本的なソフトウェアのことです．セラピストのキャリア開発については大きくこの2つにカテゴリを分けると，今後どのような戦略を策定して，各カテゴリの能力開発を行い，自分に必要なキャリア資本を蓄積すべきなのかについて，理解が深まります．

　図1は，経済産業省産業人材政策室が「『人生100年時代の社会人基礎力』と『リカレント教育』について」[1]というタイトルで公開しているものの一部です．

　セラピストの皆さんは「自己研鑽」と聞いて，具体的に何をすることがそれに当たるとお考えですか？　資格を取得すること，学位を取得すること，職場での勉強会に参加することなど，きっとさまざまな考えがあるでしょう．

　では，その研鑽が「どういったカテゴリに属しているのか」について考えてみたことはありますか？　私は前述した「アプリ」と「OS」に区分したときに，どうしてもセラピストは「アプリ」的な研鑽がファーストチョイスになってしまいがちだと感じています．

　「アプリ」的な研鑽とは，すなわち「○○認定療法士」や「○○アプローチ」など特定の場所

「人生１００年時代」の「働き方」と「生き抜く力」

- 「人生１００年時代」において、キャリア・オーナーシップや「成果」を出すマインド、そのための社会人基礎力は必要不可欠な土台。
- 付加価値を発揮し続けるためには、「一億総学び」社会の下で、**絶えず学び直しを通じたアップデートや新たなスキルの獲得が必要不可欠。**

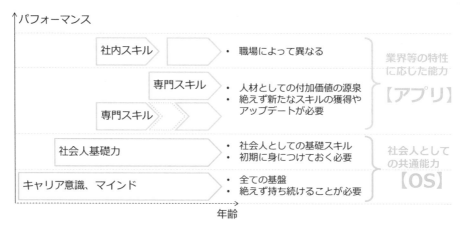

図 1　**アプリと OS**（文献１より引用）

や領域（病院や施設など）で発揮される技術や知識などを指します．もちろん，自分が今いる職場などで使うものなので，直接的にサービス提供のクオリティを高めるものになるでしょうし，有用なのはいうまでもありません．ただ，そこに過剰にウエイトが寄った中で研鑽を進めていると，いつしかその専門能力を職場外で多面的に展開していくことができなくなり，特定の場所でしか力を発揮することができなくなります．

　専門性を幅広く活用・応用していく際に必要になってくるのが「OS」的な研鑽です．これは大きく分けて「外」に展開するものと「内」を見つめるものがあります．まず１点目が外に展開する「社会人基礎力」です．こちらも図 2 の経済産業省の資料[1]をご覧いただきたいのですが，「人生 100 年時代の社会人基礎力」は考え抜く力（シンキング），チームで働く力（チームワーク），前に踏み出す力（アクション）などに区分されています．

　この社会人基礎力を伸ばしていこうと思ったときに，私は「普段かかわる医療・福祉などの業界とはまったく異なった人にたくさん会うこと」，そして「異分野の方々と何らかのプロジェクトを行うこと」をお勧めしています．そうしていくことで，この３つの能力の開発が進むからです．

　専門領域の人たちとはやはり話が合うし，一緒にいて心地よいものです．一方，それ以外の人たちと話すと共通言語がなく，話に花が咲かないことがあります．ただ，将来的に社会と接

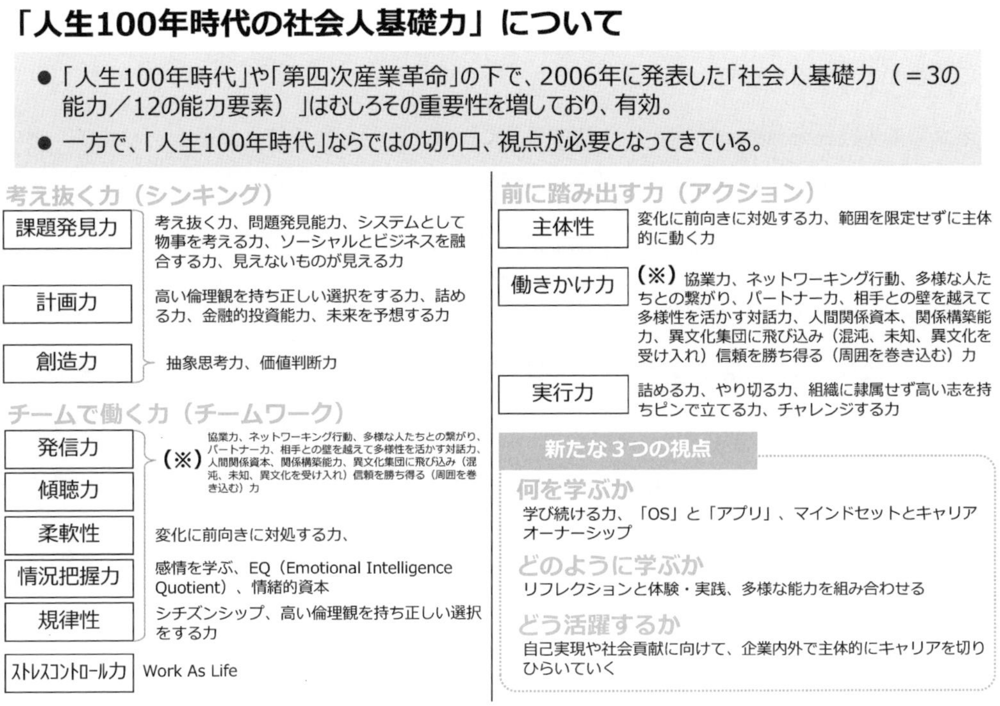

「人生100年時代の社会人基礎力」について

- 「人生100年時代」や「第四次産業革命」の下で、2006年に発表した「社会人基礎力（＝3の能力／12の能力要素）」はむしろその重要性を増しており、有効。
- 一方で、「人生100年時代」ならではの切り口、視点が必要となってきている。

考え抜く力（シンキング）

課題発見力	考え抜く力、問題発見能力、システムとして物事を考える力、ソーシャルとビジネスを融合する力、見えないものが見える力
計画力	高い倫理観を持ち正しい選択をする力、詰める力、金融的投資能力、未来を予想する力
創造力	抽象思考力、価値判断力

チームで働く力（チームワーク）

発信力	（※）協業力、ネットワーキング行動、多様な人たちとの繋がり、パートナー力、相手との壁を越えて多様性を活かす対話力、人間関係資本、関係構築能力、異文化集団に飛び込み（混沌、未知、異文化を受け入れ）信頼を勝ち得る（周囲を巻き込む）力
傾聴力	
柔軟性	変化に前向きに対処する力、
情況把握力	感情を学ぶ、EQ（Emotional Intelligence Quotient）、情緒的資本
規律性	シチズンシップ、高い倫理観を持ち正しい選択をする力
ストレスコントロール力	Work As Life

前に踏み出す力（アクション）

主体性	変化に前向きに対処する力、範囲を限定せずに主体的に動く力
働きかけ力	（※）協業力、ネットワーキング行動、多様な人たちとの繋がり、パートナー力、相手との壁を越えて多様性を活かす対話力、人間関係資本、関係構築能力、異文化集団に飛び込み（混沌、未知、異文化を受け入れ）信頼を勝ち得る（周囲を巻き込む）力
実行力	詰める力、やり切る力、組織に隷属せず高い志を持ちピンで立てる力、チャレンジする力

新たな3つの視点

何を学ぶか
学び続ける力、「OS」と「アプリ」、マインドセットとキャリアオーナーシップ

どのように学ぶか
リフレクションと体験・実践、多様な能力を組み合わせる

どう活躍するか
自己実現や社会貢献に向けて、企業内外で主体的にキャリアを切りひらいていく

図2　**人生100年時代の社会人基礎力**（文献1より引用）

続した働き方をしようと考えるのであれば，なるべく若いうちからそういった居心地の悪さにあえて飛び込んで，「自分の専門領域と異なる考え方や言語」を身につける必要があります．

　また，異なるバックグラウンドの方々と，違いを認めながら何らかのプロジェクトを進めていく経験の中で，より自分の専門領域の課題やよい点を「客観的に見つめる」ことができる目が養われていきます．そこで初めて，アプリである専門的能力や知見をどのように外に展開していくのか，イメージがつくようになります．

　もう一点，内に向かうアクションである「キャリア意識・マインド」についても考えてみたいと思います．これはここまでさまざまなかたちで紹介してきた考え方ですが，こちらはやはり「過去の出来事の意味を深掘りして，ありたい姿の解像度を高める」，「ありたい姿に基づいた，なりたい姿を構想してその実現に向かう」ことに尽きます．

　この2つのカテゴリのOSの中で外に向かうアクションに比重を置きすぎると，自分軸がはっきりしていないことから，周りが羨ましく感じたり，自分の進むべき方向が見えなくなったりしてしまいます．

　過去に，私は教員としてさまざまな臨床家や研究者にかかわり，たくさんのクライエントと話をしてきた経験から，セラピストは非常に勉強熱心な専門職であると感じています．ただ，

一心不乱に研鑽を積んでいると，いつしかよくも悪くも盲目になってしまい，自分を俯瞰して見ることができなくなってしまいます．

そうして方向性を見失った方から，私のもとに相談が寄せられることが多くあります．そのときには，研鑽のかたちをカテゴリに分けて整理したり，どこかに偏っていないかを一緒にモニタリングしたりすることで，かなり整理がつくものです．

スマートフォンでいうと，OS のバージョンが新しくアップデートされていないと，アプリの起動ができなくなり，ほかの展開ができなくなるように，セラピストもその専門知識や技術を社会に向けて適切に発揮し続けるためには，「アプリ」と「OS」の両方のバージョンを適切にアップデートしていくことが必要なのかもしれません．

組織内での能力開発

自己研鑽というテーマで能力開発のことを論じていると，「自分は（独立したりしていない）病院のセラピストだから無理だよ」とか，「日々の臨床や教育が忙しすぎて，そんなことに目を向けている時間も気力もないよ」という声も上がることでしょう．

ここで重要になってくるのが，「現在所属している職場で，どのようにバランスのよい能力開発ができるか」という視点です．私は特に 20 代後半〜30 代中盤は OS 的な研鑽を多く積んできたと自覚しているのですが，そのほとんどは在籍している職場を介してチャンスにうまく接続できたから経験できたのです．

業務とは別に何か時間をつくったわけではなく，業務を通じて OS の能力を開発することができたというのは，特に臨床に従事している方々には少しイメージが湧きづらいのかもしれません．私が教員として就任した際，当初は臨床家の頭のままでした．その際に目の前で組織が求めているアウトカムは，専門性の高い教育ももちろんですが，どのように学校の魅力を高めて学生募集を成功させるかという点でした．

私はそれを即座に感じて，今までの臨床家としての自分を傍に置いて，「組織のアウトカムを達成すること」にエネルギーの大半を投じました．教員になって最初の仕事は学生募集の資料（チラシなど）づくりをはじめとして，高校訪問，ホームページ作成，プレス（報道）リリース作成，進路ガイダンス，オープンキャンパスのシステム構築などの広報渉外活動をメインで行っており，おそらく学校にあまりいないタイプの教員だったと自覚しています．

「個人の成長」と「企業の成長」について

- ● 「キャリアオーナーシップ」を持つ**個人**は、**主体性**を向上させ、自らの「持ち札」を増やすことでキャリアを切りひらいていく。一方で、**企業や組織**は、効果的な人材確保を通じて多様な人材が活躍する場を提供するプラットフォームとなることではじめて成長し続けることが可能になる。
- ● 個人の成長と企業の成長のベクトルを合わせることにより、はじめて生産性の向上が実現可能に。これが「働き方改革第2章」で求められること。

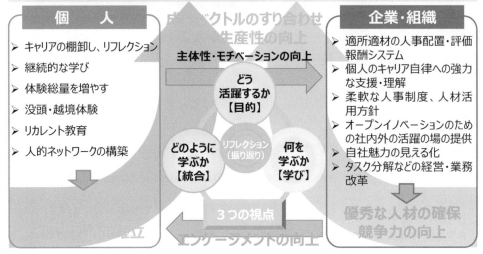

図3　個人の成長と企業の成長（文献1より引用）

　振り返って考えると，このアクションには2つのメリットがありました．一つはそこから対外的な業務が中心となり，OSの経験をふんだんに蓄積することができたこと．もう一つは，私の職員としてのスタンス（姿勢や立場）を組織に示すことができたことです．

　特に後者は組織内でキャリア形成をしていこうとするときに，非常に重要な意味をもちました．「自分はこういった内容の仕事で結果を出せる」，「こういった仕事の内容も自分の専門領域として育てていきたい」というスタンスを組織に見せることで，その個人に仕事が集中して，より能力開発は進んでいきます．

　経営者や管理者は，従業員から仕事を介してメッセージを受け取ることで，必要な人材配置や仕事の割り振りを決めていきます．私が知っている全国で自分らしい仕事を勝ち取って成長している人は，組織に対する自身のスタンスを示すことが非常に長けていると感じます．

　図3に示した経済産業省の資料[1]にあるように，組織の中で必要な仕事を手に入れるためには，「キャリアオーナーシップ」をもつことが必要です．つまり，組織資本のキャリアでなく，個人資本のキャリアの感覚で，「私はこうしたキャリアを歩みたいんだ」ということを示せる必要があるということです．

　そして，企業を成長させることができる人材だと管理者などから判断されると，昇進などの

人事や権限付与が行われることになります．これは，企業から従業員に対する「メッセージ」です．いち従業員であっても，企業をどういう方向にもっていきたいか，そして自身がそれにどのように貢献できる存在であるかを示すことで，自身にとって必要な経験をつかむことができるのです．

組織外での能力開発

当然ですが，能力開発は所属している組織の外でも行うことができます．読者の皆さんは病院や施設，教育機関に勤務している方が多いと思いますので，私はそういった方々の組織外での研鑽としては，前述した「社会人基礎力」を磨くため，まったく異なる分野で自分の能力を展開するチャンネルをもっておくことをお勧めします．

私も学生時代は，休みの日は地元のサラリーマンや銀行員などと交流し，病院や学校に勤務しているときも全国の異分野の方々と時間を共にすることが多かったように思います．そういったアクションをストレスなく継続できたのは，「今までにない価値観に触れたい」という私のありたい姿があったと，今では分析しています．

ただ，どこまでも外に向かうアクションを拡大していくというよりも，「自分のありたい姿」に基づいたご縁を構築していくというイメージのほうがより，自分の世界を広げやすいのかもしれません．

このように，組織内では主にアプリ的な研鑽を積みながら，組織外でOS的なチャレンジを継続する．そうしていくことで将来的にさまざまな場所や相手に対してでも自身の価値が発揮できるようになります．特に若いうちにそういったアクションにどれほど時間やお金などの資源の「投資」をしてきたかで，30代中盤以降のキャリアのかたちは大きく変化すると私は確信しています．

ケーススタディ：「アプリ」と「OS」をアップデートする

クライエントの情報

30代，男性，作業療法士，博士（保健学）

これまで病院に勤務しながら，社会人大学院生として博士号（高次脳機能領域）まで取得．

論文や学位，講演などの外的キャリアの業績が唯一のキャリア構築のかたちだと考えていた．しかし，今の所属での仕事や未来の働き方に限界を感じて，それ以外の道がないかを模索している．

・業績を活かした個人事業や会社設立などを行いたいが，どうしたらよいのかわからない．

・依頼をいただいてセミナー講師なども行っているが，十分な金銭的報酬があるわけでもなく，将来的にどのように仕事につながるかのイメージがつかない．

・作業療法士として一心不乱にキャリア構築をしてきたが，自分は作業療法士として病院に勤務し続けたいのか，悩んでいる．一時期は作業療法士の仕事そのものを辞めようかとも考えていた．

・仕事観のイメージがアプリ側に寄っていて，その中でどういうふうに仕事を考えたらよいのか混乱していた．

・起業する内容はどちらかというと自分の専門性（高次脳）に寄っていて，市場が本当に必要とする事業かどうかが置き去りになっているイメージがあった．

・そのことに気がつき，今までかかわったことのないベンチャー・スタートアップに携わる方々や，実際に自分がサービス提供をする可能性がある人たちに会いに行き，直接対話をすることで相手の真のニーズに気がついたり，アプリ的な経験だけでなく社会に向けて展開するために OS 的な研鑽が重要であることに気がついた．

・同時にキャリアの「ありたい姿」の深掘りも行い，今までのアプリ的な領域を深めることが自分にとって「誰かがつくったレールを歩く」ことであったと気がついた．そこから自分にしかできない価値をつくっていきたい，そのために今までの居心地のよい場から抜け出して，自分を試してみたいというキャリアの意味の抽出が起きた．

・この外とかかわる中での気づきと，内を見つめる中での気づきの両方が作用して，自分のアプリ的な武器も活かしながら OS 的な要素の能力開発を続けて，新たな事業を起こそうと取り組んでいる．

・自分の人生を振り返り，客観的視点から自分の大切にしている「コト」，ありたい自分像がより明確になった．

・正解を教えてもらうのではなく，こうありたいと思う自分像から逆算して進むべき道を選択することで，本来の「したいこと」へ最短で近づくことができると感じた．

・自分の歩んできた人生の中に，自分のキャリアに対するヒントは存在していた．

・特に幼少期のストーリーの中に，「ありたい自分像」は潜んでいるように感じられた．

・キャリアコンサルティング前は，自分に何ができるのか，世間から求められていることは何なのか，まるで迷路の中にいるような感覚だった．しかし，キャリアコンサルティングを通して，自分の過去を振り返り，自分自身との対話を通して「ありたい自分」の解像度が高まったことで，そこからビジネスを構築するためのきっかけや視点を多く得られた．

・自分がなぜこのビジネスを実現させたいのか再確認することができた（その思いがユーザーからの共感を生む）．

クライエントの具体的なアクション

　もともと考えていた起業アイデアがユーザーの声や実際の困りごとにつながっていないことを自覚して，さまざまな現場で困っている人たちに会いにいって，本物のニーズをとらえようと動きはじめた．組織の中と組織の外でのアクションが将来にどうつながるのかを考え，計画的にそこに向かうアクションを起こせるようになった．

引用・参考文献

1）経済産業省産業人材政策室：「人生100年時代の社会人基礎力」と「リカレント教育」について．2018
https://www.meti.go.jp/report/whitepaper/data/pdf/20180319001_3.pdf（2023年6月5日参照）
2）木村　周：キャリアコンサルティング理論と実際（5訂版）．雇用問題研究会，2018
3）村山　昇：キャリア・ウェルネス―「成功者を目指す」から「健やかに働き続ける」への転換．日本能率協会マネジメントセンター，2021
4）武石恵美子：キャリア開発論（第2版）―自律性と多様性に向き合う．中央経済グループパブリッシング，2023

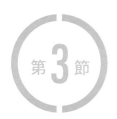

業界や組織の「あるべき姿」にとらわれない，「ありたい姿」を見つける

「臨床に向き合って患者を幸せにする」

「チーム医療の中で専門性に責任をもって職務を行う」

「地域の中で専門職として貢献する」

　これらはどれも素晴らしいセラピストの「あるべき姿」であり，この「あるべき」は時にわれわれ専門職を奮い立たせてくれ，アイデンティティを確立してくれる重要な観念です．

　しかしながら，私はその「専門職としてのあるべき姿」が「個人としてのありたい姿」といつしかずれてしまい，そのゆらぎが精神的な負担につながっているクライエントや，職種の可能性を展開することが阻害されているクライエントに多く出会います．本節では，そんな「あるべき」と「ありたい」の功罪について考えていきたいと思います．

業界の「あるべき」は毒にも薬にもなり得る

「臨床家たるもの患者のために研鑽を積み続けなければならない」

「作業療法士になったのならば，臨床だけに全力でかかわらなければならない」

　私が 10 年以上前に作業療法士免許を取得し，臨床家として初めて病院で働いたころには，こういった価値観が蔓延していたように思います．そして，私はこの専門家としての「あるべき姿」を追い求めるように，5 年間ほどは一心不乱に臨床の技術を高め続ける研鑽を積んでいました．しかし，6 年目のあるときにふと疑問に思うタイミングがありました．

「臨床の技術を高めた先に患者の幸せがあるのはイメージがつくけど，自分は本当にこれだけがやりたいのか？」

　そうした想いが日に日に強くなっていき，そのころから急速に「アプリ」的な研鑽から「OS」的な研鑽へと移行しました．具体的には，キャリアやビジネス関連書を読み漁ったり，別の分野の方々とかかわったりするなど，研鑽や自己投資の方向性をガラリと変えたのです．今から

考えれば，そのときが私の「あるべき」が本当に自分の内から湧き出る「ありたい」に変化した瞬間でした．

　私は 20 代のころには，この「臨床家」としてのアイデンティティに支えられて，精神的な充足や安寧を感じていました．そういった意味では，作業療法士としてのアイデンティティはまさに「薬」のような役割をもっていました．

　しかし，臨床家としての自分の像に違和感を覚え，別の領域にキャリアチェンジしたいと考えはじめた際や教員になったときには，その臨床家としての「あるべき」が「毒」のように作用していました．「臨床をやらないと作業療法士ではない」，「何か自分は間違った方向に行っているのではないか」など，過去に構築された価値観が，新しい価値観への移り変わりや学び直しを阻害していたように思います．

　ただ，ここで強調してお伝えしたいのは，「必ずしも変化することが素晴らしいのではない」ということです．臨床に従事して，患者や利用者のために生涯を捧げて仕事をなさっている方々を，私は心より尊敬しています．その方々の仕事で，人生や命を救われた対象者も多いはずです．ただ，最近の若いセラピストとかかわっていると，どうやらそういったキャリア志向の割合が少なくなってきている印象を覚えるのです．

　前述した「プロティアンキャリア」（第 2 章第 7 節参照）に近い個人資本のキャリア感覚の持ち主が増えて，業界や組織の向かう方向と，個人が構築したいキャリアの方向とのミスマッチを起こしてしまい，それにより精神的な負担を感じている層が非常に多いと感じています．複合的な要因が介在することからデータは出せませんが，もしそのキャリア指向と実際のミスマッチが若手セラピストのメンタル不調や離職，退職などにつながっているとしたら，それは業界における大きな損失です．

　この本を読んでくださっている方の中にも，長いキャリアの中で興味や関心のある領域が変化した方も多くいらっしゃることでしょう．そうした方を「あいつはこの分野から逃げた」と揶揄する人も中にはいらっしゃるかもしれません．しかし，時代に応じて変化をしていくのが必要なことは当然です．

　「ありたい姿」はキャリアを歩むとともに変化，発達していきます．それが前提にあれば，キャリアに関する価値観の押しつけがいかに無意味なものかがわかり，今よりもっと「変化することに寛容」な文化が業界全体に醸成されるのかもしれません．

組織の「あるべき」と個人キャリアの両立を考える

「組織人として働いている以上，自分のわがままは言えないし……」

「個を押し殺してでも組織の方針に従うべきだと思うんです……」

　組織と個人のキャリアについては，さまざまな考え方や意見があろうかと思います．組織で働きながら，個人のキャリアのビジョンを叶えていくには，さまざまな要因が整う必要があります．ここからは，組織における「あるべき」と個人キャリアをどう両立していくのかについて考えてみます．

　皆さんは，現在所属している組織における「あるべき姿」をどのようにとらえていますか？そして，それは自分らしい個人のキャリア観にマッチしていますでしょうか？　もちろん，組織に所属して報酬をいただいている以上は，原則その組織で定められているビジョンやルールに従う必要はあります．ただ，だからといって必ずしも組織の中で自分の「ありたい姿」を放棄する必要はないと私は考えています．

　組織で「ありたい姿」を叶えていく必要がある理由について，参考にしていただきたい理論があります．米国の臨床心理学者フレデリック・ハーズバーグ（1923-2000）[1]が提唱した二要因理論と呼ばれる，職務満足および職務不満足を引き起こす要因に関する理論です．人間の仕事における満足度は「『満足』にかかわる要因（動機づけ要因）」と「『不満足』にかかわる要因（衛生要因）」に分かれており，前者がより高い業績へと人々を動機づける働きをもつ要因であるのに対して，後者は仕事の不満要因として作用しています．さらにそれらは分離していて，互いに満足，不満足に干渉しないということを明らかにしました．

　この理論の肝は，自分の「達成」，「こうありたい」と思う感情を満たすことで仕事の満足を得られやすく，会社の方針や管理が強い（合わない）と不満足につながっていくということです．つまりは，働いている中でも自己の達成や承認，責任などの「内的要因」により仕事の満足感は上がっていくということです．その一方，会社の方針や管理，監督，労働条件，給与などの「外的要因」では，仕事の不満足を回避できても満足を得ることはできないということになります．

　ここから読み解けることとしては，それぞれの内的な満足が得られるために自分自身のあり

たい姿を深掘りして，仕事の中でそれを達成していくことが重要になるということでしょう．ありたい姿の発揮を仕事の中であきらめると，次第に仕事は楽しくなくなっていくのではないかと私は経験的にも感じます．そういった意味でも自身を深掘り，どうありたいかを見つめて，それを組織の中で発揮するにはどうしたらよいかを考えることは，仕事の満足度を高めることにつながりそうです．

業界や組織から「越境」して自分らしい働きを見つめる

変化が激しく未来の予測ができない現代は，VUCA（「Volatility（変動性）」，「Uncertainty（不確実性）」，「Complexity（複雑性）」，「Ambiguity（曖昧性）」）の時代とも呼ばれています[2]．そんな現代において，自分のキャリアで軸足を置く専門分野や領域を固定していることは，時にリスクにつながります．

そんな中，異なる知見やスキルを獲得し，広い視野を得て能力開発を行うための手法として，近年「越境学習」が注目されています．この「越境」という言葉が一般のビジネス界や教育界でキーワードとして用いられてきました．関連書籍[3]も多く出版され，きっとこの言葉を耳にしたことのある読者の方も多いでしょう．

経済産業省は，イノベーション推進人材の育成施策の一つとして「越境学習」を推奨し，以下のように説明しています．

「越境学習とは，ビジネスパーソンが所属する組織の枠を越え（“越境”して）学ぶことであり，『知の探索』によるイノベーションや，自己の価値観や想いを再確認する内省の効果が期待されています」[4]．

セラピストのような医療専門職は，こうした越境学習が苦手な職種であると思います．しかしながら，業界や所属する組織から一歩外に出てみることで，認知できる領域が広がっていきます．

ここからは私の話ですが，もともと作業療法士として臨床現場で働いていましたが，積極的に外に出ていく好奇心旺盛な性格が奏功して，今まで行ったこともないアウェイ（敵地）に出ていくことが多くありました．現在でも一般のビジネスパーソンのコンサルティングや教育などで，医療分野と異なる方々の集団に所属することが多いですが，そこで新たな自身のアイデ

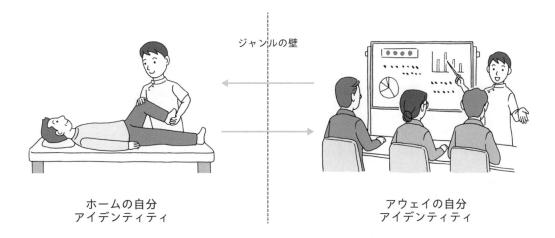

ジャンルの壁

ホームの自分　　　　　　　　　　アウェイの自分
アイデンティティ　　　　　　　　アイデンティティ

越境することでアイデンティティが拡張していく

図　ホームとアウェイを越境する

ンティティが構築されているのを日々感じています.

　その新たな自分は，ホームであるセラピストのアイデンティティを新しく斬新なものに塗り替えてくれている感覚があるのです. 私はそのプロセス（セラピスト業界とビジネス業界の往還）の中で，より作業療法士の素晴らしさを感じ，より両方の業界に貢献したいというアイデンティティを再構築することができました.

　少し勇気がいりますが，このようにホームとアウェイを往還することで，「本当の自分らしさ」が見えてくる人もいることでしょう. 特に現状の組織や業界に対して疑問をもっている方や新たに何かを生み出したいと考えている方は，積極的にアウェイに越境してみることをお勧めします（図）.

ケーススタディ：組織のあるべき姿から越境して，ありたい姿を追求する

クライエントの情報

　30代，女性，2児の母，作業療法士

　作業療法士免許取得後，医療機関で長年働いていたが，どこか自分の追求したい分野とのミスマッチがあることに気がつき，地域で何らかの活動を行うために老人保健施設に30代で転職. しかし，「中途採用者はこうあるべき」，「うちの施設はこういう方針だから」といった転職

先の固定的観念にぶつかり，これからどうしていったらよいかを悩んでいる．

初回のキャリア相談内容

・医療機関での長い勤務経験から介護分野を学んでみたいと考えて転職したが，どこか自分の
　ありたい姿とは異なる印象をもっており，毎日もやもやしている．

・会社の方針や管理のカラーが強すぎて，自分らしさをなかなか発揮できていない感覚があ
　る．仕事上の満足度は低く，不満も多い．

・就労支援などの領域にも関心があるが，これまでそういったカテゴリの方々とかかわったこ
　とがなく，イメージが湧かない．

・何か新しい資格を取得したほうがよいのかなとも考えるが，具体的なイメージが湧かない．

コンサルタントの見立てとその後の変化

・ありたい姿を深掘りする経験が不十分であり，現状の働き方とのギャップが起こっている
　が，その正体がはっきりしないままに転職をして，再度同じようにギャップを感じるループ
　に陥っている．

・組織の方針や文化が強すぎて，かつ今までの働き方とも異なるので，満足度が低く不満が強
　い状態が続いている（ハーズバーグの二要因論でいうと，動機づけ要因が不足し，衛生要因
　が高まっている）．

・閉鎖的な環境におり，特定の人としか交流がないことから，資格や転職などの情報が不足し
　て，判断基準がない状態である．

・キャリアコンサルティングを経て，ありたい姿を過去の語りから導き出した．その後，オン
　ライン環境を利用したまったく異なる価値観の方々との交流を通じて，現職場の環境や自身
　とのマッチングを客観的に見ることができた．

・そこから就労支援などを中核とした起業を考えるに至り，そのための準備としても価値観を
　広げるために，さらに越境学習を自らするようになっていった．

キャリアコンサルティング前後でのクライエントの変化，気づきのコメント

・キャリアコンサルティングを受ける前は，やりたいことが漠然としすぎていて，まったく焦
　点化できていなかったが，キャリアコンサルティングを通して自分の軸が明確になり，やり
　たいことの焦点化が進んだ．

・自分についてじっくり向き合うきっかけになった．客観的な視点で自分の内面を見つめ直すことができた．

・人生を振り返り，自分が人生において何に価値観を置いているのかが明確になった．

・これまでは「何となく起業したい」とぼんやり考えていたが，キャリアコンサルティングを受けてからは目的が明確化し，事業の内容の解像度が上がった．

・ありたい自分が明確化したことで，今の自分の状況との乖離がより認識できた．結果，今自分が何をすべきか，どう行動すべきかを最短距離で考えるようになり，無駄な時間を過ごすことがなくなった．

・自分の生い立ちや幼少期の経験は，自分の中でコンプレックスであり短所であると思っていたが，振り返って深掘りしていくと，武器にしていけるということがわかり，自信につながった．

クライエントの具体的なアクション

　それまでは臨床家でいることが唯一の選択肢だと考えていたが，自分のありたい姿を深掘る中で徐々に臨床以外の働き方にも興味が湧いてきた．また，閉鎖的でほかの人と接触することがあまりなかったが，オンライン環境を利用したり，実際に興味がある人に会いにいくことで，徐々に自分の感じられる世界を広げようとしている．

引用・参考文献

1) Herzberg F：Motivation to Work. Routledge, 2017
2) Bennett N, et al：What a difference a word makes：Understanding threats to performance in a VUCA world. Business Horizons 57：311-317, 2014
3) 石山恒貴，他：越境学習入門 組織を強くする「冒険人材」の育て方．日本能率協会マネジメントセンター，2022
4) 越境学習による VUCA 時代の企業人材育成（経済産業省「未来の教室」事業 社会課題の現場への越境プログラム）．2018
https://www.learning-innovation.go.jp/recurrent/（2023 年 6 月 5 日参照）
5) アイン・ランド（著），田村洋一（監訳），オブジェクティビズム研究会（訳）：SELFISHNESS（セルフィッシュネス）—自分の価値を実現する．Evolving，2021

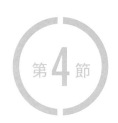

第4節 スペシャリスト×ジェネラリスト思考で キャリアの「希少性」を生む

タイトルにある「キャリアの希少性」を見て，ちょっとドキッとする読者の方もいらっしゃるかもしれません．「私は特別なキャリアを歩んでいるわけじゃないし……」，「すごい先生はキャリアの成功者だと思うけれど，自分はどうかな……」など，キャリアの希少性と聞くと特殊だったりハイレベルだったりすることを想像するのかもしれません．

ただ，私はこの「希少性」という部分も考え方一つで生み出せるものだと思っています．この節では，セラピストがキャリアの希少性をどのようにとらえ，不確実で変化が激しいこの時代をどう進んでいくべきなのかについてお話ししてみたいと思います．

「スペシャリスト」と「ジェネラリスト」

「スペシャリスト」と「ジェネラリスト」というワードは，読者の皆さんもどこかで目にしたことがあるかもしれません．分野によって少しこのワードの解釈は異なりますが，スペシャリストは，特定の分野の知識や技術を狭く深く有している人で，1つの物事を深く研究し追究することが得意な人です．一方のジェネラリストは，複数の分野の知識を広く浅く有している人を指します．こちらは知識の幅が広いため，複数の情報を組み合わせることに長けています．

本書での「スペシャリスト」は臨床・研究・教育などの分野で業績を多く有していたり，特殊な技能があったりする人を，「ジェネラリスト」はそういった従来のセラピストの領域だけでない幅広い領域の知識・技術・経験を有している人をイメージしていただくとよいかもしれません．

ここから使う図では，スペシャリストの知識やスキルの蓄積を縦軸，ジェネラリストの業務展開を横軸で表現します（図1）．

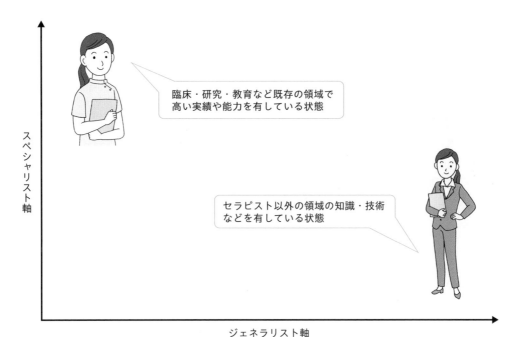

図1　スペシャリストとジェネラリスト

内と外を見つめて，自分が「勝負する土俵」を決める

■ ジェネラリストとスペシャリスト，どちらを目指すか？

　このスペシャリスト，ジェネラリストの図を基にいろいろと考えてみましょう．各分野のスペシャリストの先生方へのリスペクトを前提にお伝えしますが，スペシャリストを目指してある分野で一直線に研鑽を積みアウトプットしていった場合，縦の軸で「上か下か」の議論にならざるを得ず，特定の分野でのトップの先生にスポットライトが当たりがちになり，「相対的な評価」が生じます．

　特に医学においては，スペシャリストが各分野で多くなることが科学や医療の発展に非常に重要なので，そこで闘える才能や能力をもった方はそうするべきだと考えます．一方で，ときにスペシャリストとして上に上がっていく能力が十分でない方，キャリア志向がそこに向いていない方，または明らかにほかの才能がありそうな方が，「スペシャリストの軸を上がっていくことが唯一のキャリア開発だ」と錯覚している場面にも出会います．

　そして，そういった方は「あるきっかけ」でジェネラリスト軸の経験を積んで，視界が広が

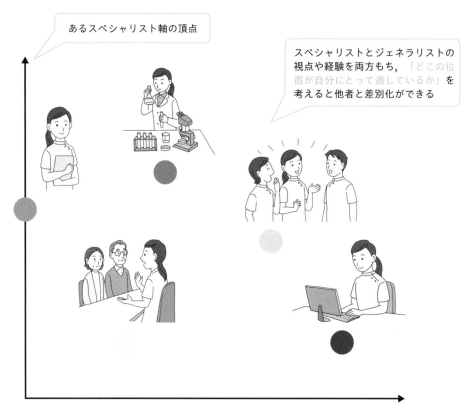

図2　ジェネラリストの経験はキャリアの視界を広げ，差別化につながる

ることによって，自分の可能性を発揮する場所がひとところでないことに気がつくと，グングンと成長していくことも多くあります（図2）．実際に私も5年目くらいまではスペシャリスト思考で，ある特定の臨床領域の研鑽を重点的に積んでいたのですが，自分にとってはその先に道がない（自分に適性がない）と悟り，大きく道を変更しました．

　実際，そのときに闘う土俵を変えていなかったら，今の私のキャリアはまったく違うものになっていたことでしょう．このように，「その人が有している能力と戦い方のミスマッチ」は私も非常にもったいなく感じてしまいます．

　そうした「ミスマッチ」を回避する際に重要になってくるのが，「内」と「外」を見つめるアクションです．「内」はすなわち「ありたい姿」を深掘りしていくアクションです．こちらの重要性は，ここまで本書を読み進めていただいた方には改めて述べる必要はないでしょう．そして「外」を見つめるアクションは，市場の中でどれくらいの方がその領域にいて，本当にその領域に入っていくべきなのかという客観的な視点です．

■ ブルーオーシャンを見つけるために

　ここで参考にしたいのが，フランスの大学教授である W・チャン・キムとレネ・モボル
ニュ[1]が提唱した「ブルーオーシャン」と「レッドオーシャン」という考え方です．レッドオー
シャンとは，市場に競争相手が非常に多い状態を指します．ライバル同士が血で血を洗うよう
な闘いを市場（海）の中で行うことから，レッドオーシャン（赤い海）と呼ばれています．一
方，ブルーオーシャンは市場に競合相手がほとんどいない状態を指します．ライバルが存在せ
ず，おだやかな海のように見えることから，ブルーオーシャン（青い海）と呼ばれています．

　自分が今から闘おうとしている領域は，レッドオーシャンなのかブルーオーシャンなのかを
見極める必要があります．多くの方が参入している領域は必然的に競争が激しい傾向にありま
す．そこに立ち向かっていくのには，多くの時間と労力を要するでしょう．一方，ブルーオー
シャンは競合相手がほとんどいないので，そういった心配はないのかもしれません．

　では，どうやったらブルーオーシャンにたどり着くことができるのでしょうか？　それには，
「課題の発見」がキーワードになります．顕在化している（すでに表面化している）課題には多
くの人が気がつき，その解決に向けて策を多くの方がしのぎを削って取り組む構造があります．

　一方，潜在化している（隠れていたり，気がついていない）課題はそれに目を向ける人が少
ないため，市場優位性を保ちやすいといえます．そこでは「すでにある課題をどう解決しよう
か」という医療職が抱えやすいメンタリティから脱却して，「課題を新たに発見する」という視
点が重要になってくるでしょう．

　私が尊敬している日本の独立研究家，パブリックスピーカーの山口　周氏も，「現代は課題が
希少で解決手段が過剰」であり，「課題をハイレベルに解決すること」から「新たに課題を見い
だし，他者に提起すること」に価値が移っていくことを，さまざまな書籍[2,3]や講演で指摘して
います．私自身も医療業界やビジネス業界を行ったり来たりと越境する中で，日々その課題の
パラダイムシフトを肌で感じています．

　セラピストにおけるブルーオーシャンを見つけるためには，「課題解決」から「課題発見」の
感度を高めることが重要であると私は考えています．それを成すためにはひとところにとどま
るのでなく，リスクをとった多くの「越境経験」が必要となるのは間違いないでしょう．

それぞれの掛け算で「何者か」になる

「私らしい何者かになりたいんです」

　過去に私に相談をいただいた20代の方から，このようにお話しいただいたことがあります．私が「大物になりたいのではなく，何者かになりたいんですね？」と問い返すと，「そうです．トップクラスの先生を目指すのではなく，私らしい，何者かになれればそれでいいと思っています」とお話しされたのが非常に印象的でした．実に現代的な考え方だなぁと感心しながら，その若い方の話を聞いていました．

　また，先日私が教員時代に指導していた学生が，卒業を機に私に一席設けてくれたときのことです．彼女も「『私らしく』小児の領域で存在感を出したいんです」，「『自分だけ』の作業療法のかたちを追求したいんです」など，自分の好きなことや，やりたいことが明らかになっていました．若い方々に「自分の価値観の中で何者かを目指している人」が多く，驚かされます．

　若い世代と比較すると，私が学生をしていた約15年前は特定のロールモデル（一般的にはお手本となる人物ですが，ここでは特に"大物"を指します）がいて，その方の歩んだ道を目指すといったキャリア志向の方が周りには多かったと感じています．時代は進み，選択肢が多様化し，周りの情報を入手しやすくなったことから，最近はロールモデルや特定の施設など「外」に基準をもった相対的なキャリアのとらえ方でなく，自身の価値観や意味といった「内」に基準をもった絶対的なキャリア観を有している方が多いようです．近年の若いセラピストは，やはり少なからず個人キャリアの感度が高いのだなと感心をしながら，同時に30代中盤として下の世代の感覚に触れることで，自分自身に対して強烈な危機感も覚えました．

　ただし，前述のように，スペシャリストとジェネラリストの「掛け算で何者かになる」といっても，それは簡単なことではないと私は感じています．特定のスペシャリティをいくつか並べても，「それらがつながって何らかの意味を成して，かつ市場が求める価値を示している」状態でないと，そこに需要が生まれることはありません．私はクライエントが具体的なキャリアビジョンをつくるときに，「ポジショニング」の重要性をお話しすることがあります．自分はどこのポジションにいるのか，そして自分とほかの方々との違いは何なのかをモニタリングすることが必要です．さらに，そのポジショニングの意味を「言葉で表現する」ことが重要です．そ

の言葉が市場に求められていることとつながって初めて，価値が生じるのです．

　そういった意味では，ワーディング，プロモーション，ブランディングのような，「どう伝わるか」，「どう見えるか」，「どう感じ取れるか」などの要素を踏まえた蓄積や発信が，「何者か」になるうえでは欠かすことができないでしょう．

ケーススタディ：ポジショニングで自分を表現する言葉に出会った1例

クライエントの情報

　30代，男性，理学療法士

　一般大学（外国語系）を卒業後，養成校に入学して理学療法士の資格取得．医療機関での勤務を経て，複数の自費リハビリテーション施設やクリニックでの勤務を続けてきた．現在のクリニックで自費リハビリテーションの新規事業開発の担当をもっているが，このままこの道を進んでよいのかと悩んでいる．

初回のキャリア相談内容

・現在，所属機関の新規事業担当をしているが，どこか機能改善を追求する自費リハビリテーションの推進が自分のスタイルと合わない気がしている．

・理学療法士としての自分の強みが見いだせない．周りがエビデンスや機能改善中心な中で，自分が目標設定や意思決定の理論をベースに患者の声や物語を聞くことを最優先にしている．それが業界で通用するのかと感じている．

・将来的に自費リハビリテーションの施設をつくりたいと考えているが，自分に適性があるかどうか悩んでいる．

コンサルタントの見立てとその後の変化

・所属機関での自費リハビリテーションを推進する方針は作業療法士による経営でよくあるスタイルの機能向上型であったが，クライエントの「ありたい姿」とのギャップを無意識で感じていた．

・「ありたい姿」を深掘りする中で，一人ひとりの人生の物語を大切にするということが重要な価値観であったことに気がつき，周りとの違いを逆に活かそうというメンタリティになっ

た．また，今までスペシャリストの軸だけで自身のキャリアを考えていたが，ジェネラリストの軸（一般大学を卒業していて，さまざまなほかの療法士にない経験をしている）との掛け合わせで，自分らしさを追求してよいという考え方に変化してきた．

・その自分らしさの追求によって今までの自費リハビリテーション業界での未解決課題に気がつき，それを解決するコンセプトにも気がついた．市場から考えてもブルーオーシャンといえる領域を見つけることができ，具体的なキャリア戦略を構築できた．

キャリアコンサルティング前後でのクライエントの変化，気づきのコメント

・これまでは誰かにつくられた「ありたい姿」だったが，自分が生まれてからの三十数年間を改めて振り返ることで，「自分」の「ありたい姿」を他者に表現できるようになった．

・今まで自分を俯瞰する時間がなく，自分が何者かがわからなかったが，自分を見つめ直す時間をつくることで，自分にしか表現できない「モノ」，「コト」，「ヒト」を見つけることができた．

・キャリアに対するビジョンとは誰かにつくられるものではなく，自分自身のなかに潜在的にあるものだと実体験を通して感じた．

・今の「ありたい姿」を表現できたことで未来の「なりたい姿」も明確になり，今と未来をつなぐために必要なことを計画する術を身につけることができた．その計画は行き当たりばったりではなく，「ありたい姿」，「なりたい姿」に基づくことで，将来の明確な道標や指針になるということを学ぶことができた．

・自分の「ありたい姿」，「なりたい姿」，「ありのままの姿」と社会問題を結ぶことで，社会貢献できる可能性があることに気づいた．

・相手と違った部分を見つけても，自分は自分だと気に病まず人生を送ることができている．

・キャリアコンサルティング後ももちろん迷うことはあるが，未来の姿が明確なのでそれを逆算することで日々取り組んでいけばよいと感じた．

・実体験を基に成功例，失敗例を整理することで，どういったモデルを構築していくかが見えてきた．

・キャリアコンサルティングを受けたことで背中を押された．今まで迷ったり，逃げたりしていたことから真っ向に勝負していく自信がつき，他人を気にせず「ありのままの自分」を表現してもよいことがわかった．

・誰かの「真似」をするのではなく，自分を知ることで自分にしかできない事業があるということが見えてきた．

・幼少期からを振り返ることで，人生には転換期があり，その転換期によって今の自分がかたちづくられていて，それがこれからの人生をよりよくするための宝であると思った．

クライエントの具体的なアクション

　医療法人から既存の株式会社に役員として入社して，自分の特性である「一人ひとりの人生の物語を大切にする」という価値観に沿って会社づくりを行っている．また，それを機に自身で考えを発信することが増えたことによって，さまざまなカテゴリの方とコミュニケーションをとることができるようになってきている．

引用・参考文献

1) Kim WC, et al.：Blue Ocean Strategy：How To Create Uncontested Market Space And Make The Competition Irrelevant. Harvard Business Review Press, 2005
2) 山口　周：ビジネスの未来―エコノミーにヒューマニティを取り戻す．プレジデント社，2020
3) 山口　周：ニュータイプの時代―新時代を生き抜く思考・行動様式．ダイアモンド社，2019
4) ダニー・ドーリング（著），遠藤真美（訳），山口　周（解説）：Slowdown―減速する素晴らしき世界．東洋経済新報社，2022

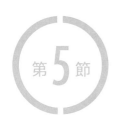

キャリアマップを用い，「前後双方向のキャリアビジョン」を構築する

　ここまでさまざまな切り口からキャリアについて概観してきましたが，実際にキャリアを前に進めていくためには，「ありたい姿」の解像度を上げたうえで「なりたい姿」を具体化して，アクションプランに移していく必要があります．この節では，それら「キャリアビジョン」をどのように構築して，運用していくのかについて考えていきたいと思います．

ありたい姿に基づいた「なりたい姿」を具体的にイメージする

　ありたい姿とは「その人にとって価値や意味を感じる自身や周りの姿」であり，主観的なものです．なりたい姿は，「それを実現させた具体的な状態」を指し，客観的なものです．ありたい姿が明らかになってきたうえで，まずは今後「どういう姿になりたいか」を具体的にイメージする必要があります．しかし，このなりたい姿を具体的に考えていくというのは，案外多くの方が苦手としている印象があります．今まで多くの方の「なりたい姿」をプランニングしていくお手伝いをしてきましたが，その際にいくつか考えるべきポイントがあります．

　まずは「5W1H」や「SMART」でありたい姿を構想することです．よくクライエントからなりたい姿の像に関する話を聞いていると，「大学教員になりたい」，「起業したい」など，あまり具体的でないことがあります．

　そういった目標設定をしている場合には，5W1H（「When：いつ」，「Where：どこで」，「Who：誰が」，「What：何を」，「Why：なぜ」，「How：どのように」）が存在していないために，具体的なアクションにつながりづらい傾向にあります．

　これらを解消するうえで，1981年にコンサルタントのジョージ・ドラン[1]が提唱し，実際に臨床でも用いられている考え方で「SMART」というものがあります．SMARTとは，Specific（具体的な），Measurable（測定可能な），Assignable（誰がやるのか割り当て可能な），Realistic（現実的な），Time-related（期限が明確な）の頭文字を取った用語です．

　読者の皆さんの中には，この概念を患者，利用者に適用している方も多いのではないでしょ

うか？　それを自分に置き換えて，達成が具体的に可視化できるかたちでキャリアを考えてみることも有用かもしれません．

　次に，自分が担っている「役割」ベースで考えてみることです．スーパーが提唱した「ライフ・スパン」の節（第2章第2節参照）でも述べましたが，例えば私は今，父親であり，夫であり，作業療法士であり，経営者であり，研究者であり，子どもであり，といったような複数の役割を演じ分けている状態です．

　それぞれの役割がどういった状態になるのが心地よいのか，その「バランス」，「ウエイト」について検討してみることも重要です．例えば仕事に圧倒的にウエイトが偏るような，どこかの役割に偏ったプランは軋轢を生んで，持続可能なものでなくなってしまうことが多いように感じます．どういったバランス，ウエイトが最適解かを考えるうえでは，「ありたい姿」にヒントがあります．

　さらには，「タイミング」と「シナジー（相乗作用）」を検討してみることです．大学教員として入職したいと考えたとき，ほかのライフプランから考えて適当なタイミングなのかを検討し，またほかの出来事との関係性から「一石二鳥」のような一つのアクションで複数の出来事が動き出すプランがうまく立てられれば，1動いて1の成果ではなく，1動いて10の成果を出すことができます．

　皆さんの周りやSNS上には「1日が24時間しかないとは思えないくらい，いろんな成果を上げているけれど，この人，ちゃんと寝ているのかな？」と思われる人がいるはずです．そういった方々は，この「タイミング」と「シナジー」の設計が絶妙な場合がほとんどです．これらの効率的なプランニングもスキルの一種ですので，日々意識して磨いていくことが重要となります．

「なりたい姿」を逆算してアクションを定めていく

　こうしてあるタイミングでの具体的な「なりたい姿」を構築することができたら，次はそこから逆算型で現在までを細分化して，実現させるためのアクションを決めていくことが重要です．このときに有用なツールとして「キャリアマップ」を紹介します（図1）．キャリアマップは，実際のなりたい姿に基づいたアクションプランを年や月ごとに定めていくうえでよく使っている簡便なツールです．

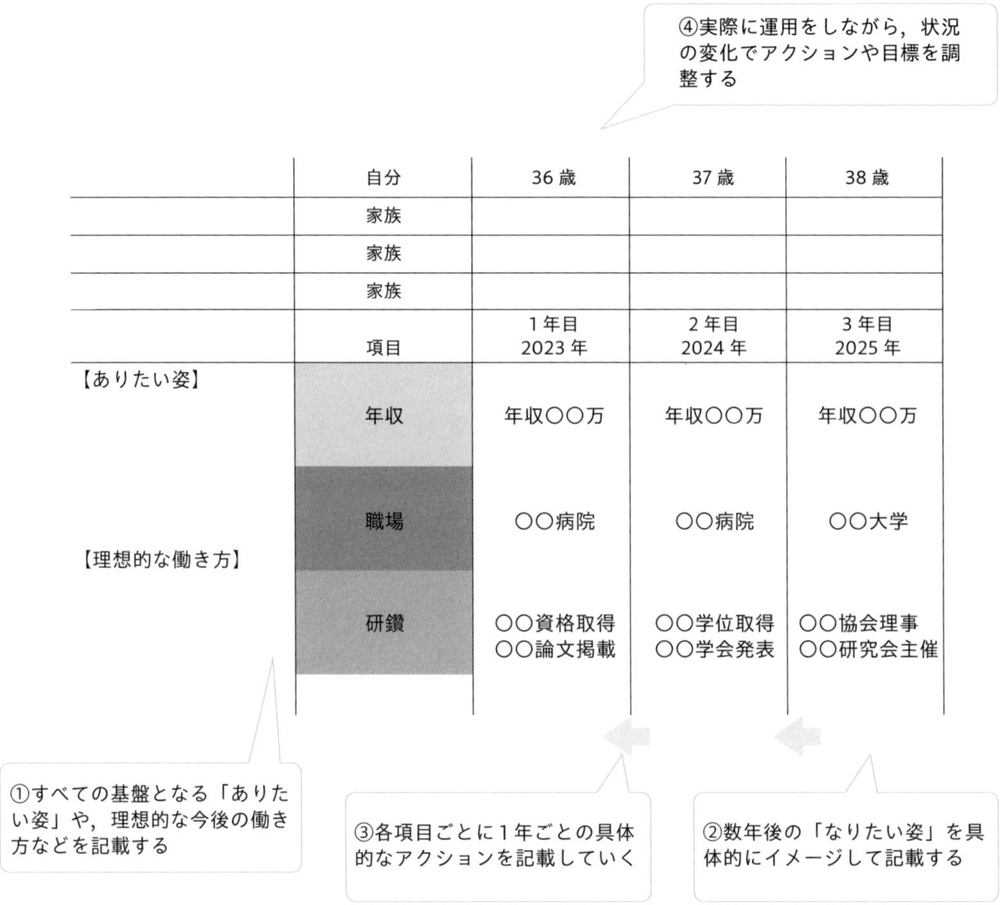

④実際に運用をしながら，状況の変化でアクションや目標を調整する

	自分	36 歳	37 歳	38 歳
	家族			
	家族			
	家族			
	項目	1 年目 2023 年	2 年目 2024 年	3 年目 2025 年
【ありたい姿】	年収	年収〇〇万	年収〇〇万	年収〇〇万
【理想的な働き方】	職場	〇〇病院	〇〇病院	〇〇大学
	研鑽	〇〇資格取得 〇〇論文掲載	〇〇学位取得 〇〇学会発表	〇〇協会理事 〇〇研究会主催

①すべての基盤となる「ありたい姿」や，理想的な今後の働き方などを記載する

③各項目ごとに1年ごとの具体的なアクションを記載していく

②数年後の「なりたい姿」を具体的にイメージして記載する

図1　キャリアマップの運用（例：臨床から2年後に大学教員として勤務するイメージ）

　このツールで数年後の目標を立てます．例えば「3年後に〇〇大学の講師として就任する」などと具体的に書き出します．そこから1年ごとにどういったアクションが必要なのかを逆算して考えていきます．この場合は，どのタイミングで学位が取得できるのか，論文や執筆などの各業績の発表，現職場への退職通知，引っ越し，家庭のさまざまなスケジュールなど細かく抽出して，それらに問題がないかを確認していきます．

　実際に私も，特に博士号取得や会社創業のタイミングまでは，5年後までのキャリアマップを常に作成・更新しながら，それを見てキャリアの打ち手や仕込みの状況を管理していました．そうして逆算型で準備をしていくことで切れ間のないアクションをし続け，効率的に目標に向かって歩を進めることができました．

　これはあくまで一例ではありますが，それぞれ「なりたい姿」に向かってどのような達成要素や準備が必要なのかを可視化して考えることで，効果的・効率的なアイデアが出てくること

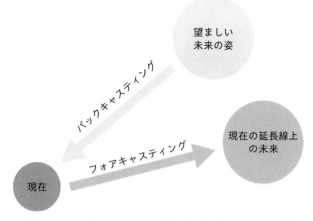

図 2　フォアキャスティングとバックキャスティング

がありますので，ぜひ試してみてください．

前向きと後ろ向きでプラン調整をする

　一度構築したキャリアプランは変化しないものでは決してなく，あくまで一つの目安として
とらえたほうがよさそうです．実際に運用する際には，外部環境や内的な変化によりキャリア
プランの微調整が必要になってきます．

　そのときに必要な考え方が，「フォアキャスティング」と「バックキャスティング」です（図 2）．
バックキャスティングが実現したい未来から今に向かってアクションを考えるのに対して，
フォアキャスティングは現在から未来を考えるというもので，それぞれの思考法は異なりま
す[2]．

　フォアキャスティング型の手法では，現在の状況に基づき将来を描くことができるため，変
化が起こらないことを前提とした場合には有用と考えられます．一方，カール＝ヘンリク・ロ
ベール[2]によると，バックキャスティング型はフォアキャスティング型と異なり，現在の状況
を前提とせずに描きたい将来を定義するという特徴をもつため，劇的な変化が求められる問題
に対して有効です．そうした点からも，キャリア開発においては両方の特性を使い分けること
が必要になるのではないかと私は考えています．

　具体的な流れとして，先に「ありたい姿」を深掘りし，その後具体的な数年後の「なりたい
姿」を構築します．そして，それを目標として逆算型で達成するためのアクションプランをつ

くっていきます．この流れはいわゆる「バックキャスティング」の手法です．

　さらに，実際運用していって起こったことや変化したことをそこに追記して，すでに策定していたプランの変更はあるか，アクションプランの修正が必要な箇所はどこなのかを考えていきます．状況如何では当初立てた目標設定自体の修正を行い，最適化を図るというかたちをとります．これが「フォアキャスティング」の手法です．

　この両側面から，今と未来を見つめながらキャリアを構築していくことが重要となります．もちろん，ここでは外的キャリア（客観的指標）だけでなく，内的キャリア（主観的指標）の変化も含めて記載し，可視化をしていくことをお勧めします．

　ここで2つ例を挙げますが，私のクライエントで中長期的な目標とアクションプランを立てたのちに，実際にそれに向かって行動を起こす中で，自分が構想した目標に縛られてしまい，考えの柔軟性を失ってしまった方がいらっしゃいました．まさに自縄自縛という状態ですが，バックキャスティング思考が強すぎるとこのような罠にはまってしまいます．

　また，別の方で中長期的な目標を策定しないまま，「その日暮らし」のようなフォアキャスティング思考でキャリアを歩んできた方もいらっしゃいました．その方はいつも自らが思った選択をしてきたのですが，計画性がないために長期間の計画が必要なキャリアの蓄積（学位や資格など）ができずに苦しんでいました．

　これらの事例から感じることは，その時々の双方のバランスを見極める必要があるということだと思います．

「ありたい姿」と「なりたい姿」は成長していく

　第2〜3章で，各種理論家や実際のクライエントの実例などから，キャリアの内的な側面を見つめることの重要性に力点を置き，そしてそれを具体的なプランにしていくことについて，体系立てて述べてきました．

　私が本書を書くために，資料を探して倉庫を漁っていたところ，20代前半から30代前半までの10年分くらいの手帳が出てきて，それをゆっくりと見返しました．そこで改めて気がついたのですが，私は20代前半のころから「ありたい姿」，「なりたい姿」（当時はそのような言葉も知らなかったのですが）を手帳に書いて，それを見ながら日々の臨床，研究，教育のモチベーションを維持していたのです．

人生の経験とともに，1年ごとに書いている内容や背景にある考え方がどんどんブラッシュアップされているのが文章から伝わってきて，昔の自分に出会えたような懐かしい気持ちになりました．このように，ありたい姿やなりたい姿は時間や経験を通じてダイナミックに変化をしていくものです．

　長い年月キャリアを歩んでいると必ず誰もが立ち止まり，今までの足跡を振り返るタイミングがあります．私はそうしたキャリアに迷ったときに一番助けになってくれるのは，「過去の自分」だと考えています．過去の自分のアクションや感情を振り返ることができる，何らかの手段があることは将来の財産となります．そういった意味からも，何らかのかたち（手帳やSNSなど）で記録を残すことは，将来の自分を助けることになるのかもしれません．

　読者の皆さんにもぜひ，人生に一度しかない，あなただけの「ありたい姿」や「なりたい姿」の変化を味わいながら，自分らしいキャリアを歩んでいっていただきたいと思います．

ケーススタディ：なりたい姿から逆算してアクションを起こす

クライエントの情報

　20代，男性，作業療法士

　公立大学を卒業し，現在は県立の病院に勤務している（3年目）．将来的には作業療法士の専門性を活かした起業を漠然と考えており，そのためにはどうやって動いたらよいのか日々悶々としている．いろいろとオンライン上でもアクションを起こしてはいるが空振り感があり，自分らしさを活かせていない感覚をもっている．

初回のキャリア相談内容

・経験年数5〜6年を一区切りに，地方発（可能であれば生まれ育った街や大学のあった街）のスタートアップやベンチャー企業へ活動の場を移したいが，具体的にどのような内容で一歩目を踏み出すかが決まらなくて悩んでいる．

・将来的には地域の健康や予防医学のリテラシー向上，マクロな視点では日本の医療費，介護保険給付費の減少に貢献することが目標だが，そのためにはどういったキャリアを積んだらよいのかが具体的に見えず，準備のしようがなく困っている．

コンサルタントの見立てとその後の変化

・若いこともあって病院外での経験が少ないので，キャリアの選択肢を見いだすことができていない．また，自身の「ありたい姿」に基づいた「なりたい姿」は顕在化しているが，それを具体的にどのタイミングでどういったかたちで実現するかを定めていないことから，逆算型でアクションプランが立てられていない．

・現在のさまざまな役割などを整理したうえで，具体的にスタートアップ企業への転職のタイミングを整理すると，そこから数年でどういった準備を行うべきか，具体的にアクションプランを立案できた．アクションプランを実行する中で，今まで見落としていたさまざまな要素があることにも気がついて，深いキャリアビジョンに変化していった．

キャリアコンサルティング前後でのクライエントの変化，気づきのコメント

・キャリアコンサルティング前は漠然とした将来の不安を抱えながら，このまま組織に身を委ねるキャリアでよいのかを葛藤する 20 代作業療法士だった．

・職場を辞めても代わりの人がいるという虚無感があった．加えて，毎日が止まらずにやってくる焦燥感があった．

・作業療法士国家資格をもちながら，多様なキャリアを歩む人に話を聞いてもらいたい．

・キャリアコンサルティング受講後は 3 年後，5 年後，10 年後に歩みたいキャリアから，バックキャスティング思考で今取り組んでおくことが具体的に整理できた．

・一部は実践を開始しながら，偶然の要素も相まってキャリアコンサルティングを受ける以前には考えられなかった道が開きはじめている．また，ありたい自分が強固なものになってから，周囲の動きに焦らず・惑わされず主体的に行動できるようになった．

クライエントの具体的なアクション

　5 年後の具体的なビジョンが明確になりつつあり，逆算して今どういったアクションを起こすべきなのかを考えることができはじめている．今までは漠然としていたが，キャリアマップなどで可視化されたことにより自覚が強く芽生えて，自信をもって一歩を踏み出しつつある．

引用・参考文献

1) Doran GT：There's a S. M. A. R. T. way to write management's goals and objectives. Manag Rev **70**：35-36, 1981
2) Dreborg K：Essence of backcasting. Futures **28**：813-828, 1996

3) ロバート・フリッツ, 他（著）, 田村洋一（監訳）, 武富敏章（訳）: 自意識と創り出す思考. Evolving, 2018

4) マーク・L・サビカス（著）, 日本キャリア開発研究センター（監訳）, 乙須敏紀（訳）: サビカス キャリア・カウンセリング理論―〈自己構成〉によるライフデザインアプローチ. 福村出版, 2015

5) J.D. クランボルツ, 他（著）, 花田光世, 他（訳）: その幸運は偶然ではないんです！―夢の仕事 をつかむ心の練習問題. ダイアモンド社, 2005

第4章

キャリアの開拓者インタビュー
～何を考え，どのように動いてきたのか～

この章のインタビューにあたって

沖田勇帆さん

　沖田さんは日本人ではめずらしくオーストラリアで作業療法士のライセンスを取得して，海外で働きつつ，日本と海外をつなぐさまざまな活動を展開されている方です．熱く，逞しいそのキャリアと対照的に，利他的に多くの方を巻き込んで，未来に向かって行動されている姿がとても印象的です．沖田さんの現状だけを見つめると，どうしても「強いキャリア」を想像してしまいますが，実際に日本にいたときからどうして現在のようなキャリアを選び，歩んでいったかをお話しいただくことは，セラピストが心地よい場所から離れて積極的にチャレンジをしたり，国際性をより高めていくためにも意義深いと実感しています．特に「何かにチャレンジしたい！」と考える学生や若手の方に何かを感じていただきたいです．

河村由実子さん

　河村さんは既存の病院での臨床の仕事を経て，現在は複数の仕事を同時にこなす「マルチワーカー」です．その中にはいわゆるセラピストの既存領域ではないものも多く含まれており，資格の役割に縛られない新しい時代のキャリアデザインを実現されている数少ない方です．周りから見ても人を巻き込むスタイルが素晴らしく，いつも自然体で人を惹きつける魅力があります．その背景に私は「深い自己への理解」があると感じており，まさにこの書籍にピッタリのバックグラウンドの持ち主だと確信をしています．「長い人生，一度はセラピストの仕事じゃない別の仕事がしてみたい！」と思われる方はぜひ彼女のお話を聞いていただきたいと思います．

江草典政さん

　江草さんは私が島根で初めて作業療法士として病院で働き始めたころ，すでに地域で名が通っている若手理学療法士でした．勉強会団体を主催したり，コーチングの領域で活躍されたり，若くして大学病院の組織マネジメントに着手されるなど，常に学び，時代に応じた進化を続けていく素晴らしいプロフェッショナルです．「キャリアの開拓者」というテーマがこれほど似合う方もいらっしゃいません．今では全国を飛び回る著名な方ですが，江草さんのキャリアにどういった人との出会いや偶然の出来事が関与していたのか，これからどう進化をしていくのかのお話をさせていただきました．読者の皆さんにこのインタビューから「時代に合わせて変化する」ことの重要性を感じていただきたいです．

仲間知穂さん

　仲間さんは私が起業をしてからお付き合いが始まった，言わずと知れた「学校作業療法」の開拓者でもあり，起業家でもあり，実践者でもあるキャリアの持ち主です．現在に至るまで臨床家→教育者→起業家とキャリアを築き，今までの価値観をアップデートし，苦難に立ち向かいながら「誰も歩んだことのない道」を切り開かれました．そうしたご経歴から，私が個人的に他の方に話せない経営やパイオニアの苦しみを相談することができる数少ないセラピストのお一人です．今や誰もが知る素晴らしい社会起業家ですが，これまでにどういった心の変化や転機が存在していたかのエピソードに「何者かになりたい！」と考えるセラピストに対して多くのヒントがお示しできると確信し，お話を聞かせていただきました．

INTERVIEW

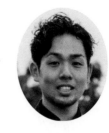

「世界と日本をつなぐ」架け橋となるパイオニア

沖田 勇帆 さん
Soaring Health Sports, Wellness & Community Center, 作業療法士

聞き手：元廣 惇
（2023 年 6 月 5 日収録）

私のキャリア年表

2014	Queensland Institute of Business and Technology—Diploma of Health Science 卒業
2015	Griffith University—Bachelor of Exercise Science 卒業
2016	Griffith University—Bachelor of Exercise Science with Honours 卒業
2019	Swinburne University of Technology— Master of Occupational Therapy 卒業 Soaring Health Sports, Wellness and Community Centre 作業療法部門（部門立ち上げ）
2020	Soaring Health Sports, Wellness and Community Centre 研究教育部門立ち上げ
2021	Swinburne University of Technology—Doctor of Philosophy and Graduate Certificate of Research and Innovation Management（Health）入学 東京工科大学医療保健学部リハビリテーション学科 作業療法学専攻 英語プログラム 臨床講師着任
2022	テクノツール株式会社 アシスティブテクノロジーエバンジェリストとして入職
2023	大阪公立大学大学院 リハビリテーション研究科 客員講師着任 北海道文教大学 客員准教授 Positive Partnerships オーストラリア在住で自閉症児を抱える家族を支援する日本人チーム発足

---

❶ これまでのキャリア

　もともと私は自分の母親の病気のことなどから，痛みの研究者になろうと思って理学療法士を目指していたんです．高校までは長崎でしたが，海外で資格を取ろうと，大学からオーストラリアに留学しました．シドニーには痛みの研究で有名な方がいらっしゃったことがオーストラリアを選んだ理由です．シドニー大学の理学療法学部に入るため，シドニーの大学準備コースにも通い，1 日 3 時間睡眠で毎日勉強して頑張っていたんですけど全然うまくいかなくて……．さらには最終試験の前日に，当時，日本とオーストラリアの遠距離恋愛で付き合っていた彼女に振られてしまったんです（笑）．その結

果，最終試験がぼろぼろで，結局シドニー大学にも入学できませんでした．それでゴールドコーストに移って，グリフィス大学に入りました．

今は紆余曲折あり，さまざまな教育機関や医療機関などとつながって仕事をしています．

❷ キャリアにおける転機となった出来事

■ オーストラリアへの渡航

高校生のときに父（大学教授）から「海外に行ってみればいいんじゃないか？」と言われ，そこからいろいろ調べて海外に行くと決めました．小さなころから父の背中を見てきて，高校生のときも父が勤務する大学に父の講義を聴きに行ったりしたことがあり，父の周りのいろいろな方と交流する機会に恵まれていたんです．そのため，父を越えたいなっていう思いがすごく私の中では強かったんです．

そうしたこともあって，医療従事者になって「何者かになりたい」とずっと思っていました．ただ，このまま日本の私立大学や専門学校に行っても，多分，自分が目指す姿にはなれないだろうなとも思っていました．そんなとき，父からの言葉に背中を押され，「海外に行こう」と決意しました．

家族は賛成してくれましたが，私の祖父母や学校の先生からは大反対されました．学校の先生からは「どうせ行ってもおまえはつぶれるだけだから」と言われましたね．もし，海外に行ってなかったら，多分そのまま日本で理学療法士になっていたと思うんですけど，普通に臨床をやって，研究やって，地域の学会で発表する……というような，前例の範囲に収まっていたと思います．

■ 作業療法の道を志す

オーストラリアでは運動科学部に通いました，3年生の最後の学期のときに研究をやりたかったので，研究の科目を取ったのですが，そのときバイザーをしてくださった神経科学の先生からお誘いをいただいて優等学位プログラムに行きました．

それまではずっと理学療法士になろうと思っていたんですよ．僕の同期はみんな理学療法の修士課程に進んで，僕だけ優等学位研究プログラムに行ったんです．同期は実習に行っていたり，理学療法に関して僕にいろいろ教えてきたりしていたんですけど，そのときにものすごく作業療法のことを揶揄する言葉を聞きました．それで，日本の作業療法はどんな現状なのか，父をはじめいろんな方にもお聞きして，このままじゃ駄目だなと思ったんです．成績が優秀な人は作業療法じゃなく理学療法を選ぶという現状が，

世界的に共通しているこの現状がおかしいなと思い，それを変えたいなと考えて作業療法の大学に入学を決めました．

❸ キャリア開発を行ううえで意識したこと

■ 周りの人に適切に助けてもらう

　私自身，自分ができることと，できないことを結構，理解はしているつもりです．ずっと勉強はいまひとつで，バスケットボール部に所属していましたが，それも補欠でした．どれだけ頑張っても報われないことをたくさん幼少期から経験してきました．

　だから「自分ができないことをできるようになるまで頑張るよりも，できる人に助けてもらう」という考え方が基本にあり，それで「人とのつながり」を大事にしてると思います．

　エピソードとしては，オーストラリアに来たとき，一番頭がいい人と親友になって，勉強を教えてもらう代わりに僕がパーティーをオーガナイズするなどして還元するような感じの立ち回りをしていました．勉強はそうやっていろんな人に助けられてきましたね．

■ 新しいことを創る

　僕はネイティブの方と比べて英語はもちろん全然できず，コミュニケーション能力も低かった．それでも周囲の人たちと渡り合うためにはどうすればいいかと考えたときに，やっぱり「経験」しかないなと思いました．それで，在学中からいろんなアルバイトをしていたんです．

　当時，現在の職場でもある Soaring Health というクリニックで理学療法士のアシスタントとして働いていたんですが，作業療法部門はありませんでした．でも，ありがたいことに整体師の有資格者である社長から，「作業療法部門を立ち上げてくれ」と言っていただいて，免許認定と同時に立ち上げました．

　「新しいことをつくる」のが好きで，何かに従っていくのがあまり好きじゃないんです．当時は大きな病院や施設で働くのも経験としてはいいのかなと思っていたのですが，そこのカラーには染まりたくないとも考えました．自分で部門を立ち上げ，いろんな方々の知見を取り入れて，いい組織をつくるほうが僕には向いているんじゃないかなと思っていました．

　それから，目の前のお金稼ぎには走らないようにしようとずっと意識しています．それよりも，「作業療法の地位を上げる」ことが大きな夢の一つであって，ちょっとお金を

稼げるようなお仕事のお話が来ても，作業療法の地位向上につながらない場合には，それは受けないようにしています．僕の夢に向かう道筋は，アカデミアや活動者として，「今までにないものを切り拓いていく」ことだと思っています．今はそうした使命感を原動力に活動しています．

❹ これからのキャリアビジョン

　博士課程があと1年で終わる（2023年現在）ので，それが終わったらオーストラリアの大学で常勤として働きたいと思っています．それに加えて，日豪の大学や企業などでも非常勤で働いたりするうちに，「日本とオーストラリアで教育研究活動などを自由にできるような道筋」をつくりたいと考えるようになりました．

　将来的には作業療法だけに限らず，リハビリテーション，医療の領域で，「アジア人っていえば沖田だよね」という存在に，45歳までになれたらいいなと思っています．私がそうなることで，「日本の作業療法や理学療法の現状ってどうなんだ？」と，日本に興味をもってくれる人が世界で増えていくんじゃないかなと思っているからです．日本を知ってもらったり，日本が海外とつながるための架け橋，象徴的な存在になることが私の目標です．

❺ 読者へのメッセージ

　今までの日本の風潮では，「ちゃんと準備をして試合に臨むことが美しい」というふうにされていたと思うんです．ただ，ここまでお話ししたように，飛び出してみた環境から学ぶことがものすごくたくさんありました．

　オーストラリアに来て私が成長できたと思うのが，「自分ができるかわからないようなことでも取りあえず試合に挑んで，できなかったら，次はできるためにどうすればいいのか準備できるようになった」ことです．だから「取りあえずやってみよう」と思えることが大事かなと思います．日本の若い方々は周りから「お前じゃできないよ」と言われることもあると思うんですが，"これ，おもしろそうだな"とか，"やってみたいな"と思ったら，失敗してもいいから取りあえずやってみることから始めるといいかと思います．

INTERVIEW

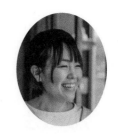

「越境して仕事を創る」
ポートフォリオワーカー

河村 由実子 さん
Web メディア「リハノワ」代表

聞き手：元廣 惇
（2023 年 6 月 14 日収録）

私のキャリア年表

2013　名古屋学院大学人間健康学部リハビリテーション学科卒業
　　　亀田総合病院 リハビリテーション事業部配属 理学療法士
2017　県立広島病院 リハビリテーション科 理学療法士
2019　Web メディア「リハノワ」運営開始
2020　認定理学療法士（呼吸）取得
2021　個人事業主として開業

❶ これまでのキャリア

　地元は広島県の廿日市市です．大学が愛知県だったこともあり，愛知県で資格を取って，千葉県の亀田総合病院に就職をして，4 年間働きました．その後，「実家の近くに帰ろうかな」と思い，2017 年に県立広島病院に就職をして，そこで 4 年間働き，2021 年に独立をして，横浜に拠点を移しました．

　現在は「リハノワ」というメディアの運営をしながら，主に製薬会社や薬剤師の学生に向けた雑誌のライターなどの単発の仕事をしたり，広島県福山市の地域おこし協力隊，VC（ベンチャーキャピタル）のコミュニケーターとしても働いています．

❷ キャリアにおける転機となった出来事

■ 臨床現場からの越境

　もともと理学療法士という仕事を知ったのは，自分自身が高校の部活動でソフトテニスをやる中でけがをしたことでした．その時に「理学療法士っていう仕事があるんだな」，「かっこいいな」と感じたんですね．それで，スポーツ領域の理学療法士を目指し

たいという気持ちで養成校に行くことにしました.

　実際に実習などを経るうちに, 幅広くリハビリテーションの領域を知りたいと思っていたところ, 数カ月ごとにいろんな部署をローテーションできる亀田総合病院に就職するといいんじゃないかと紹介を受けて, 職場を決めました.

　病院では定期的にローテーションをして多くの経験ができましたが, その中でも内部障害チームでずっと働きたいなと思いました. 米国の呼吸療法士の資格をもった方が2人, そのチームにいらして, 呼吸ケアチームで, ばりばりと医師と対話しながら人工呼吸器を使って, リハビリテーションしているのがかっこよかったんです.

　臨床2〜5年目はとにかく楽しくて, 勉強に没頭していました. ICUでの医療の知識がないと医師の話にもついていけないので, とにかく勉強して, 研修会に行って……「ザ・臨床家」みたいな感じだったんですよね.

　そのころは「最前線で命を救う」,「研究をしていく」ところまでしかイメージがなかったので, 「それしか道はないのかな, なんだかもんもんとするんだよな」という気持ちが自分の中にあり, 少し視野を広げたほうがいいかなと考えるようになりました. それで, いろいろ本を読んだり, 行動をしていたときに出会ったのが, 「パブリックヘルス(公衆衛生)」の考え方です.

　病院ではずっと「ハイリスクアプローチ」, いわゆる川の下流で溺れてる人を助けていたんですが, 上流に多くの人が溺れない仕組みをつくり, 社会全体のリスクを下げるような「ポピュレーションアプローチ」というものもあるんだと知ることができました. そこから「医療従事者の知識などを使いながら, そういうアプローチもできたらおもしろいのにな」と少しずつ考えるようになり, 病院以外の趣味としてメディア活動を始めたのが2017, 2018年くらいでした.

　そうして, 2019年にラジオ番組をもつことになるのですが, ちょうどその時期に予防医療が流行っていたんです. それで, 予防医療に関する情報をまとめてみたり……, 「とりあえず何でもやってみよう」みたいな感じで, SNSも使い始めました.

■ 自由でいいんだ

　人の出会いで一番大きかったのは, ビジネスのアイデアピッチコンテストに声をかけてくれた人との出会いです. 広島大学の総合診療科出身の先生で, 医療のコンサルタントをされていました. その方が, 病院のマネジメントや経営に課題を感じて, コミュニティをつくり, 月1回集まって勉強会をしていたんです. チームメンバーにコメディカルは私一人しかいませんでしたが, レポート記事を書くなどお手伝いをさせてもらっていました. この先生に「アイデアだけでいいから, コンテストに出してみれば」と言わ

れ，「なんだかおもしろそう」という直感で応募していました．

先ほどお話ししたラジオのスタートが 2019 年 9 月，10 月がピッチコンテスト，11 月にはリハノワ設立とバタバタしていましたが，とにかく毎日わくわくしていましたね．お気に入りのカフェに通いつめて，徐々に自分がやりたいことを具現化していきました．「病院を飛び出すこともできるんだ，自由でいいんだ」ということを知った時期だったのかもしれません．

外部の活動も伸びてきて，病院に退職を伝えたのが 2020 年の秋でした．それまで常に未来を見てわくわくしてたような状態だったので，早く次のステージに進みたいという思いが強くなっていったんですが，「辞めます」と技師長に伝えた日は，泣きながら帰ったことを覚えています．夜道で自転車をこぎながら．「絶望ではないけど希望はない」，「これからは自分がつくらなきゃいけないんだ」という思いがすごく大きくて，不安だったんでしょうね．

❸ キャリア開発を行ううえで意識したこと

■ 自己理解の重要性

例えば「ストレスを感じたときにどういう状態になるか」という自己理解は役に立ちました．この症状が出てきたから，自分のご機嫌をとるためにビールを飲もうかな，寝ようかなとか（笑）．居場所を変えるというのは，自分の中ではストレスマネジメントになってるかもしれないです．そのために，いろんなコミュニティをもつことは意識していました．

自分にない能力がある人や，尊敬できる人にとにかくアクションをするというか，近くにいさせてもらうことは大切にしたいです．「誰と出会うか」は結構大事だなと思っていて，「いいな」と思う人の周りにはいい人たちがいることが多いので，とにかくそうした人にコミットしにいくのはやっていました．

活動するうえでは，自分と同じような意見を言う人ではなく，違う視点から意見をくれる人の隣にいて，相談したりする．あえてそれをして，厳しいことを言われていました．でも，それをやり続けていました．

❹ これからのキャリアビジョン

「常に変化する」ということを，自分の中で大切にしています．届ける相手も時代の変

化によって変わってきますし，見ている情報の媒体も時代によって変化していきます．常に時代の変化を感じ取りながら，自分の解決したい課題や，自分の活動を届けたい人は誰なのかという点に軸足を置いて，そこに真摯に向き合い続けていきたいと思っています．

❺ 読者へのメッセージ

　まずは「人間性」が重要だと思います．期待される人間性であること，その期待に応える努力をすること，絶対結果を出すこと．結果が出ても，おごらないことでしょう．そういう基本的なところが自然とできていると，仕事が集まるし，人が集まる．すると自分の人生に選択肢ができて，選択肢があることで自分自身の人生もまた広がりを見せてきて豊かになっていく．自分が豊かだと，どんどん視野が広がっていくんですね．

　SNSなどで「きらきらした人たちが目立っちゃう」ことがあると思うんです．でもそういう人たちに憧れて，真似する前に「まず本当に目の前の患者さんを幸せにできているのか」と考えるべきだと思います．目が移りがちな人ほど「自分の今のいる所でしっかりとやっているのか」を考えることでしょうね．

　そのうえで，いろんな本を読んだり，旅に出て海外を知る，土地を知る，いろんな人に会いに行く……そうして見識を広げていったらいいんじゃないかなと思います．ただ，いろんな人に会ってたくさんのことを見すぎてしまうと，気持ちが引っ張られていくので，「自分はどうありたいか」という振り返りを適切にしながら歩んでいくっていうことがすごく大事だと思います．

INTERVIEW

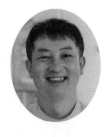

「人と組織の可能性を最大化する」
プロフェッショナル

江草 典政 さん
島根大学医学部附属病院 療法士長

聞き手：元廣 惇
（2023 年 6 月 14 日収録）

私のキャリア年表

2005	広島県立保健福祉大学保健福祉学部理学療法学科卒業
	島根大学医学部附属病院リハビリテーション部 理学療法士
2008	島根大学大学院医学系研究科 修士課程修了 修士（医科学）
2012	島根大学大学院医学系研究科 博士課程修了 博士（医学）
2013	島根大学医学部附属病院リハビリテーション部 療法士長
	島根リハビリテーション研究会 理事
2014	福祉住環境アソシエーション 理事
2015	島根県理学療法士会理事（学術局長）
2016	株式会社コーチ・エィ コーチングアワード 2016
2019	株式会社コーチ・エィ Coach A academia クラスコーチ
	日本理学療法士協会 新人理学療法士職員研修ガイドライン作成委員会 委員
2021	日本理学療法士協会 実地研修教材検討部会 部員
	日本理学療法士協会 協会雑誌編集部会 部員
	島根県理学療法士会 副会長
	中国ブロック理学療法士学会 評議委員長
2022	第 34 回中国ブロック理学療法士学会 準備委員長
	日本理学療法士協会 代議員
2023	グロービス経営大学院経営学研究科 修士課程 在学中

❶ これまでのキャリア

　私は岡山県高梁市に生まれました．家は神職で，両親は別々に他の仕事をもちつつも，神職として地域の仕事にかかわったりしていました．

　高校生のころ，大学入試センター試験（名称は当時）で大失敗をしてしまい，志望していた大学への進学が叶わない状況となりました．しかし，理学療法士になるという夢を叶えることが最優先だったので，進学できる大学を選ぶことにしました．それが広島県立保健福祉大学（現 県立広島大学）で，そこで理学療法士の免許を取得しました．

　こうしたインタビューでは，「在学中は不真面目な生徒だった」といった話が語られる

ことが多いと思いますが，学生時代は真面目に学業に取り組んでいました．授業には
しっかり出席し，試験も真剣に受け，良くも悪くも真面目すぎる一面があったかもしれ
ません．髪は金髪でしたが（笑）．

❷ キャリアにおける転機となった出来事

■ 縁もゆかりもない島根県へ

　実は私は島根県とのゆかりはまったくなく，島根に住むことは予想外の出来事でし
た．私のキャリアの展望では，在宅分野や回復期の専門家として働くため，地元に帰る
予定でした．実習は，岡山県の在宅訪問か回復期の希望で提出しましたが，まさかの急
性期2カ所とケアミックス1カ所という配置になりました．その中に島根大学の実習が
含まれていたんです．

　いくつもの実習地にいきましたが，島根大学での臨床実習指導者（現在の同僚）と一
緒に働くことが楽しく，この人と仕事がしたいなと考えるようになりました．その後，
非常勤待遇でしたが，ちょうど現在の職場である島根大学医学部附属病院に療法士のポ
ジションが空いたことから職員の募集があり，応募を決意しました．面接の際，非常勤で
あったことから「給料は低いけれど大丈夫？」と尋ねられましたが，当初3年程度で岡山
に戻るつもりだったので，"まあ，大丈夫でしょう"と思い，島根への就職を決めました．

　その後，やはり非常勤職の立場から給与や待遇の問題を痛感しました．子どもが生ま
れるタイミングで，経済的に厳しい状況であることは不安材料でした．そこで，島根大
学での修士課程も終えていたこともあって，当初は予定通り3年で地元の岡山に戻るこ
とを考えていました．

　しかし徐々に，状況に不満を抱いたり，給与や待遇に疑問を感じるだけで終わらせず，
「自分たちの状況を改善するために何ができるだろうか」という視点で物事を考えるよう
になり，マネジメントに取り組むことにしたんです．給与計算や制度の調査，交渉を行
い，要望書を提出して，「大学病院のリハビリテーション部のスタッフ全員が常勤職」に
なることが実現しました．おかげで待遇は改善され，私は今も島根大学に在籍していま
す．その経験から，「動けば現状は変わるんだな」ということを感じました．この経験が
私にとって大きな転機となりました．

　もともと大学病院での仕事は好きでしたが，島根という土地に強いこだわりがあった
わけではありませんでした．むしろ，異なる場所で経験を積んでキャリアを築きたいと
いう意欲があったので，海外での就職も視野に入れていました．妻とも「もしかしたら，

これまでの経験がなければ, 今頃は日本にいないかも知れなかったよね」と話しています.

■ 高校時代の経験が今に活きる

　昔から「イベントをつくったり, 人と何かを企画する」のが好きだったんです. 私の思考力とか, 誰かと議論する力は, 高校時代に培われたように思います. 母校は比較的, 自主自律を重んじる校風で, 新設校でした. そこで高校 1 年生のときに生徒会長になりました. なったのはいいのですが, 先輩たちは本当に議論が上手な方々が多くて, こてんぱんにされたんです.

　当時, 母校には「リーダー研修会」というものがあって, 部活や委員会のリーダーが集まって, 例えば「自由とは何か」みたいなテーマを泊まりで議論する機会がありました. そのときに自分が投げかけたテーマを全然マネジメントできなくて……. 途中で「こんなこと話し合ったって意味ない」と, いろんな先輩に言われてしまいました. そうした経験からだいぶ鍛えられたんです. それが今にすごくつながっていると思います.

　母校は「進取協同」という校訓を掲げていて, 自ら考えて動くとか, 自分たちで判断をするという校風でした. 文化祭もすごく自由度が高くて, 学生が自ら企業と交渉してイベントをやってよかったんです. そうした高校のときの経験のおかげで交渉力が身についた感じがします.

❸ キャリア開発を行ううえで意識したこと

■ 家族の中での自分

　私の中では, 「家族があっての自分」という意識が常にあります. 本当に自分でチャレンジしたいことがあれば, 家族と一緒に転居する可能性はあります. でも, そこまで心を揺り動かされるほどの, 例えば感動や期待が今の自組織より勝るものがなかったのがこの 10 年です. 一方で, 「家族を言い訳に自分のチャレンジをやめる」のは, 父親として絶対したくないと思っていました.

■ ミッションの重要性

　「ミッション」も大切だと感じています. 療法士長になったばかりの, 実力もまだ伴わない若いころに, 何から始めようかと, いろいろな本を読み漁っていたとき, 柴田陽子さんの『部下を, 暗闇の中で働かせていませんか？』(インデックス・コミュニケーションズ, 2008) という本に出会いました. この本を読んで, 療法士長である自分から, 「このために理学療法士がいるんだ」という存在意義をつくらないと, 組織は, いい方向にはいかないと思い, 療法士長としての初仕事でミッションづくりを行うことにしました.

その後，半年以上にわたり，スタッフと昼食中に何度も議論しました．患者さんに提供したいものや理想の姿，大切にしたい文化などを議論し，ミッションを形成しました．そしてミッションを達成するための組織づくりや，ミッションそのものを達成するための努力を10年間続けてきました．

■ 当たり前のレベルを上げる

他にも，「当たり前のレベルを少しずつ向上させていく」という意識も常にもっていました．組織全体のことを考えるようにしてきました．リハビリテーションの業界は好きであり，傍目には私が島根県に満足しているように見えたかもしれませんが，実は不十分に感じていたんですよね．「日々の当たり前を変えていく」ことが重要だと考えています．

よくお話しするんですが「私には理学療法士として突き詰めたいような分野が当初わからなかった」んです．他の人がビジョンをもち，進むべき方向を示すのを尊敬し，かっこいいと思う一方，自分にはそれがないのがコンプレックスでした．40代になってやっとマネジメントやコーチングを通じて誰かの願いが叶うことが自分にとって嬉しいことなんだと気づきました．

❹ これからのキャリアビジョン

「人や組織の可能性を最大化する」ということが，自分がすごくやりたいことなんだと思っています．MBAを取得した後は，しばらくまだ大学の中でいろんな新しい事業，プロジェクトを企画して，何か新しいものを生み出していきたいなと思います．MBAをとって，起業することや，自分自身で事業をすることのおもしろさに初めて気づきました．ヒューマンリソースマネジメントなどの分野で，ご縁があり，自分が何か貢献できることがあればやっていきたいと思っています．

❺ 読者へのメッセージ

不安定な状態を楽しんでください．安定とは，物事が一定の状態にあることであり，不安定とは，変動している状態ですよね．しかし，不安定な状況や迷っている時期は，新たな展開が生まれるときでもあります．

逃げることも必要な場合もありますが，「不安定な状況には何か新しいことが生まれる可能性がある」と思います．不安と期待を胸に，その波に乗ってみてください．自分がやりたいと感じることを素直に試してみて，結果は後から考えればいいと思います．

INTERVIEW

「セラピストの新たな働き方を拓く」起業家にして実践家

仲間 知穂 さん
YUIMAWARU 株式会社 代表取締役

聞き手：元廣 惇
（2023 年 6 月 6 日収録）

私のキャリア年表

2002	東京都立保健科学大学作業療法学科卒業
	河北リハビリテーション病院 作業療法士
2005	タピック沖縄リハビリテーション病院 作業療法士
2008	琉球リハビリテーション学院 教員
2016	YUIMAWARU 株式会社設立
	こども相談支援センターゆいまわる開設
2018	琉球大学沖縄産学官協働人財育成円卓会議メンバー
2019	琉球大学院人文社会科学研究科人間科学先行人間社会 修士課程
2020	こどもセンターゆいまわる開設（福祉型児童発達支援センター）

著書：『学校に作業療法を―「届けたい教育」でつなぐ学校・家庭・地域』（クリエイツかもがわ，2019），編著：『学校作業療法―実践ガイド』（青海社，2021）

❶ これまでのキャリア

　私は東京生まれで東京育ちです．東京都立保健科学大学（現 東京都立大学）に 1 期生として入学しました．母が理学療法士で，小さいころから両親が遅くまで働いている「鍵っ子」だったんです．当時，しょっちゅう鍵を忘れて，母親の職場である高齢者のデイサービスによく鍵を取りに行っていました．ですから，療法士の仕事のイメージはもちやすかったように思います．

　でも，母から「あなたが将来，仕事に就くときは理学療法士のかたちも変わっている．今後は作業療法士の世界よ」という言葉をもらったんです．親だから結構ダイレクトに言うんですよね．それで作業療法士を選びました．

　大学では，寺山久美子先生など，教科書を執筆されているような先生ばかりに指導をしてもらっていました．当時は ICIDH（国際障害分類）で，医学モデルで「機能」に焦点を当てていました．今やっている作業療法のかたちとはまったく違った教育でした．

最初の職場は東京の回復期病院でした．理学療法士が足，作業療法士が手の時代でした．当時，すごく尊敬する理学療法士が何名もいて，格好よかったんです．その人たちにすごくかわいがっていただいて，たくさんのことを教えていただきました．筋の走行とかも，本当に夜な夜な勉強していましたね．そこで3年勤めて，そのまま沖縄に行きました．沖縄でも病院で3年勤め，その後養成校の教員をしてから起業しました．

❷ キャリアにおける転機となった出来事

■ ある患者との出会い

東京の病院で機能面をみること中心の作業療法をやっていたときに，「作業療法士って何だろう」と考えました．それで高次脳機能障害とか，ハンドセラピーとか，機能重視の勉強ばかりしはじめて，ちょっとだけ鼻が高くなりまして，「私が治すんだ」みたいな，勘違いした作業療法士になってしまったんです．

そんな私の鼻が折れる経験がありました．ある50代の女性にも心を込めて治療していたときのことです．その方が退院しておうちにお帰りになることになったので，私は「手すり付けなきゃ」，「改修しなきゃ」と言って自宅の改修を勧めました．退院されるときには達成感で「よっしゃ！」みたいな感じだったんです．でも，女性が外来でいらしたとき，「あなたが付けた手すりはタオル掛けになっている」って．

病院では歩行練習も一生懸命やっていたんですが，その女性から「自宅ではほふく前進で歩いている」と言われたこともありました．女性からは「私には高校生と中学生の娘と息子がいる」と聞いていたのでヘルパーを雇うように勧めたんですが，「私から母親であることを奪うの」とも言われました．そのときは，言われた内容よりも"私，この人が母親であることに初めて気づいた"ということが衝撃的だったんです．

それで，これは機能面以外も学ばなきゃいけない，「今までやっていた（機能重視の）作業療法を全部変えてでも，何とかしたい」と思ったのが3年目ぐらいでした．とっても変わりたかったんです．それで，なぜか沖縄に（笑）．場所も移して，全部やり直したいという感情でした．

沖縄のリハビリテーション病院に行ってからは，機能ばかりにとらわれなくなりました．「目指すところは手を治すことじゃない，生活をよくすることだ」という想いから「私服プロジェクト」と「外泊プロジェクト」の2つをやらせていただけました．

■ 母としての意識の芽生え

琉球リハビリテーション学院に就職したのは結婚してからです．当時，毎日夜9時ぐ

らいまで病院にいたので，環境を変えよう，子育て中心にしようと思ったんです．

　その後，長男が1歳くらいのときに保育園に呼ばれて，「あなたの息子さんが集団に適応できない．発達検査を受けてもらえませんか」と言われたのが今の働き方のきっかけです．呼ばれた翌週にはこれから先を考え小学校の扉をノックしました．息子のことをそういうふうに評価して，怖くて預かれないと言う現場にびっくりしたんですよね．でも，当時の私には発達や"学校領域"のイメージがありませんでした．だったら直接，聞きにいこう，と．本当に思い立ったらすぐ行動をしているんですよ．この「思い立ったときの強い思い」が頭から離れないんです．私は「思い立ったときが，一番エネルギーがある」と自覚しています．

③ キャリア開発を行ううえで意識したこと

■ 一番大切なものは何か

　「一番大切なものは何か」に向かい合ったんだと思います．小さいころ，自分が鍵っ子で寂しい思いをしたので，自分の子どもにはそれはさせないと決めていたのもあるかもしれません．

　私は作業療法士だから自分の息子を守れますが，母親が自分の息子を守れないまま，教育機関に言われるがままになっている実情が衝撃的でした．例えば，小学校でどんなふうに子どもの生活をつくっていきたいかという思いはお母さんの中にあるはずですが，そのお母さんの思いは置いておいて，教育委員会が支援学校に行かせることを考えるように言ってきたケースは少なくありません．こんな世の中はどうにかしないといけないなと感じました．自分の子どものことなのに，自分の子どもの人生を親が選べない．一応，システム的には選べるんです．親に"決定権"がある．でも，選べない．これを知ったのが一番衝撃でした．

■ ボランティアから起業へ

　それから小学校にずっとボランティアでかかわるようになりました．教員になって7年もボランティアを続けていたらすごいつながりができて，最終的には県の教育委員会とも話ができるようになったんです．でもボランティアが忙しくなり過ぎて，教員業との両立が難しくなり，どっちか選ばなきゃいけないってなったときに，けじめをつけて学院を辞めました．SNSに「私，辞めます」と載せたら，3日後くらいかな，県の人から連絡が来て，「辞めるなら会社を立ち上げたらどうですか？」と言われました．

　最初は相当，不安だったのですが，たくさんの人に応援されて会社を立ち上げること

になりました．7年もボランティアをしていましたから，会社を立ち上げるとなったとき，すごくたくさんの方が後押ししてくれて，県に通さなきゃいけない2カ月かかる書類が2週間で書き終わるとか……（笑）．おかげで学校を辞めたのが11月なのに，1月には会社を立ち上げていました．社長になりたくないっていう気持ちをもったまま，あれよあれよという間に起業せざるを得なかったというか……．あまりにも順調に起業でき過ぎましたね．

❹ これからのキャリアビジョン

学校は本当に「子どものプラットフォーム」といわれるほど，あらゆる子どもが来ます．その子どもたちの対応をするのに，先生も，子どもたち自身も，ものすごく課題を抱えているんです．将来的にはゆいまわるがラボとして，そういう困難をどうやったら解決できるのか，幸せになれるのか，事例を通して，未来への答えを出していくような存在になっていくだろうと思っています．ただの経験値じゃなくて，エビデンスをしっかりと立てて，それを発信していけるといいなと思っています．

全国に事業を広める理由としては，エビデンスさえあればちゃんと行政に訴えられるということがあります．全国の作業療法士が学校に学級経営コンサルとして入っていく未来をつくるというビジョンをもっています．

❺ 読者へのメッセージ

もし仮に今の環境から飛び出して起業などを考えている人がいるならば，「今いる場所で200パーセント頑張る」ことをしてからにしてほしいと思います．ここではキャリアが積めないと感じていても，その環境で200パーセントやれることをやりおおせたか，自問すべきかなと思います．

本当に組織に依存せずに自分でキャリアをつくっていくとなると，半端に生きてきた人はどこに行っても立っていられないんですよ．雇用される身で100パーセント以上の力が出せないのなら，自分で起業なんて難しいと考えたほうがいいと思います．

あともう一つ，ボランティアは，いくらでもできるんです．でも，起業となると話は違ってきます．「私たちの技術をお金に変えるというところまでもっていくことは難しい」です．そこも意識する必要があると思います．

第 **5** 章

「これから」のセラピストの
キャリアの話をしよう

この章の対談にあたって

白石 浩先生

　日本理学療法士協会の教育担当理事としてお仕事をされている白石先生に，協会が考える理学療法士の「これまで」と「これから」のキャリアデザインについてお話をうかがいました．年々会員数が増えて，より教育制度の整備が必要な中，協会としてのキャリア支援制度や新たな活躍領域についてなど，幅広くお話いただくことができました．常務理事としてのお顔もありますが，一人の専門家，一人の人間としても，読者の皆様に向かって，先生のお人柄が伝わる温かなメッセージをいただくことができました．先進化，多様化する理学療法士の世界，一人ひとりの理学療法士の方が，何かを感じ取っていただければ幸いです．

山本伸一先生

　新たに日本作業療法士協会の会長にご就任された山本先生に，協会長と個人の両方の立場から作業療法士のキャリアについてお話をいただきました．私のキャリアの変遷についてもご存じでもあり，そこにも触れていただきながら，「山本先生らしい」熱く，心を揺さぶられるお言葉をたくさんいただくことができました．これからの作業療法士の働き方の多様化や協会としての支援体制について中心にお話しいただきましたが，前職の病院管理職時代に行われた「女性やママさんが働きやすい職場づくり」についても，じっくりとお聞きすることができましたので，そうした課題に直面している管理者の方にもぜひご一読いただきたいです．

深浦順一先生

　長く日本言語聴覚士協会の会長としてお仕事を続けておられる深浦先生に言語聴覚士の過去，現在，未来のキャリアデザインについて幅広くお話をいただくことができました．まだ会員数が少なかった時代から現在まで，どのように言語聴覚士のキャリアのあり方が変化していったのかを感じることのできる貴重な対談となりました．読者に対する「自分自身の未来像をつくってもらいたい」，「人としての幅を広げてほしい」こうしたお言葉に深浦先生の温かなお人柄を感じることができました．キャリアに悩む言語聴覚士の皆さんに，ぜひじっくりとご覧いただきたいです．

対　談

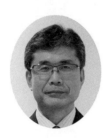

日本理学療法士協会の考えるキャリアデザイン

白石　浩 氏
日本理学療法士協会常務理事（教育担当）

（2023 年 7 月 13 日収録）

❶ 理学療法士の「これまで」のキャリアデザインの歴史

元廣　どうぞよろしくお願いいたします．まずは理学療法士の，これまでのキャリアデザインの歴史についてお話しください．

白石　1994 年に創設された「新人教育プログラム」が協会の最初の生涯学習制度です．3 年後の 1997 年には「専門理学療法士制度」を導入しました．その後，他職種で認定制度が盛んになってきたのを受け，2008 年には「認定理学療法士制度」を導入しています．

　もちろん，そのようなスペシャリストを目指す会員ばかりではないので，ジェネラリストとしての質を高め，社会に対して理学療法士の質を保証するために「登録理学療法士制度」を 2022 年 4 月にスタートさせました．今のところ約 6 割の会員が登録理学療法士の資格を持っている状態です．

元廣　実際に教育制度を運用して理学療法士の質を担保していくうえで，ボトルネックになっているところはありますか？

白石　課題は多いです．会員の経済的，時間的な余裕も限られていますからね．資格を取っても給料が上がらないとか，診療報酬上で認められないとか，そうした待遇面での課題もあります．資格の取得が職場での評価につながらないということです．

元廣　そうですよね．目に見えるかたちの見返りがなかなかないというところで，どうするとキャリア構築のモチベーションがキープできると思われますか．

白石　率直にいうと，資格を取得していることで診療報酬上の加算が付くというのは，なかなかハードルが高いと思います．今，協会として取り組んでいるのが「管理者の理解を得ること」ですね．頑張っている理学療法士をぜひ評価してほしいと，さまざまな機会で周知やアピールをしています．その成果か，「認定」や「専門」の資格を取ってい

る理学療法士には給与を加算する，昇給や昇任人事も優先するなどの「人事システム」を
つくっている病院も増えてきていると聞いております．

元廣　管理者の理解をどう促すかですね．「理学療法士の多様な働き方」という観点で先
生のお考えをお聞かせいただけますか．

白石　例えば，会員の中には地域で地域づくりに貢献することに興味がある方や，訪問
や通所に興味があるという方もいらっしゃいます．これからキャリアデザインしていく
方は医療の専門性を深めるだけではなく，いろいろな価値観に応じたキャリアを構築さ
れることもよいと思います．

　協会では管理者制度をきちっと整備するため，2023年に諮問委員会で管理者の研修
制度を検討することになっています．また，地域包括ケアシステムを推進するうえで，
介護予防推進リーダー，地域ケア会議推進リーダー，フレイル対策推進マネジャーなど
の人材育成も進めています．

元廣　理学療法士に今後もっと進出してほしいと特に強く思ってらっしゃる領域はおあ
りでしょうか．

白石　一つは「学校保健」ですね．スクールトレーナーとして，子どもの発達や健康に
貢献したいと思います．「ウィメンズヘルス」の領域も重要です．産後に腰痛や尿失禁で
悩んでいる女性は少なくありません．そうした女性特有の疾患，障害に対応していきた
いということもございます．そして，理学療法士で今後，特に広がるのではないかと考
えられるのは「産業領域」です．最近，高齢者の労災事故が増えておりますから，ご高
齢の労働者の評価や労災予防に取り組みたいと考えております．

元廣　いま挙げてくださった「学校保健」，「ウィメンズヘルス」，「産業」の各領域にお
ける理学療法士の活躍の現状はどういったものでしょうか．

白石　学校保健は単発でのご依頼が多いようです．今のところは月1回とか週1回のよ
うに，アドバイザー的なかたちでのものしかなく，それを専業にするということはなか
なか難しいですね．ウィメンズヘルスに関しては，特に女性を中心に起業している方も
いらっしゃいます．産業領域は，海外ではある程度需要があるのですが，日本ではまだ
そこまでの域に達しておりません．

❷ 理学療法士の現状のキャリア形成の課題

元廣　理学療法士の現場のキャリア形成の課題についてお聞かせください．

白石　会員に意識してほしいのが，「アップデート」をしていくことの大切さです．医療
は急速に進化，進歩していきますので，その進化に遅れないためにも自己研鑽は大切で
す．プロフェッショナリズムを身につけてほしいと思っています．

また，今後はマネジメントの能力も求められてくると思います．リハビリテーション部門の管理者が経営陣や他部署を相手どって闘えているかというと心もとなく，処遇改善の意見を言えるような管理者はまだまだ少ない状況です．日本理学療法士協会の会員の平均年齢は33, 34歳で，若い組織ではありますが，職員の頑張りをちゃんと認め，なおかつ院長などに意見を言えるような管理者を育成したいと考えています．

元廣　マネジャーを含めての養成をしないと，全体としての底上げができないというメッセージが伝わってきました．

　さまざまな領域を盛り上げるために学会の存在は重要だと思いますが，理学療法士に関しては分科学会で学会自体がジャンルに完全に分かれていますよね．その狙いは何か，教えていただきたいです．

白石　以前は総合的な学術大会を行っていたのですが，2021年に学会が協会から独立したんです．理学療法の活動領域が広がるとともに，より専門領域に特化した活動を行うために学会が12に分かれて，それぞれ別の法人になりました．各学会で認識の差もありますから，今後すべての学会の意見が一致するようなら，また総合的な学術大会が復活する可能性はあるかも知れません．

元廣　私も理学療法のさまざまな学会を行脚してみましたが，確かに各学会ごとにかなり雰囲気は違いました．今，協会がイニシアチブを取っている学会は存在しないという理解でいいのでしょうか．

白石　そうですね．例えば「動物に対する理学療法」は部会として協会の中にまだ残っています．「学校保健・特別支援教育」も同様です．

❸ 協会としてのサポート体制や具体的な施策

元廣　今まで挙げていただいたさまざまな課題に対して，これからの具体的な打ち手についてお話をいただけますか．

白石　理学療法士の頑張りが評価されなくてはなりません．病院協会や，各病院長の団体に，啓発活動や広報活動を継続していく必要があります．2025年に「学校養成施設指定規則」が改正される予定なので，そこに何らかのかたちで理学療法士教育の質を高める内容を盛り込むことができないかと考えています．

　管理者に関しましては，「協会指定管理者制度」はありますが，現状では十分機能していない部分もあると考えています．現在，この管理者制度を見直す諮問委員会をつくり，実践的な管理者を育成しようと検討を始めたという段階です．

元廣　先の学校養成指定規則改正で「理学療法管理学」という項目が追加されましたが，卒前教育の中では重要な科目になるのではないかと思います．その点に関してのお考え

をお聞かせ願えますか.

白石　その点については卒前教育でどう展開すべきかさまざまなご相談が寄せられています.　今度の指定規則改正で管理学をどうするべきか今,　悩んでいます.

　学生の時からマネジメントや協会など専門職団体の活動の意義なども知ってほしい.　診療報酬や認知度を高めるためには職能団体の組織力が重要であるいうことは理解してほしいと思います.

❹ 理学療法士の「これから」のキャリアの文化をどのようにつくっていくのか

元廣　これから理学療法士のキャリアの文化をどうつくっていくかというテーマについて,　先生はいかがお考えでしょうか?

白石　会員の学びのニーズが非常に多様化していまして,　生涯学習制度でも,　資格取得を目指さない人たちのラダーも必要だとは考えています.

元廣　私も先生がおっしゃったような,　学びに関する感覚が多様化して,　組織に依存しない個人キャリア意識への変化が,　大きな課題になってくるんじゃないかという実感が強くあります.　どれだけいい施策を協会が講じたところで,　世代の感覚の違いで組織率が上がらなければ実行は困難になるのではないでしょうか.

白石　そのとおりです.　これはわれわれの業界だけの問題ではなく,　例えば日本医師会も7,　8年前ぐらいは組織率が60％ぐらいはありましたが,　現在は50％を切るような状態で,　日本看護協会も40％台です.　日本薬剤師会は組織率30％台で非常に低いんですね.

元廣　みんなが同じ方向を向かない状況にあって,　協会のキャリア支援のあり方や立ち位置がますます問われてきているような気がします.

白石　私ども日本理学療法士協会は公益社団法人として,　公益な団体であるというのが原理原則で,　市民の皆さんに,　住民の皆さんに,　質の高い標準的な理学療法を提供できる会員を育てるのが責務です.　しかし,　今の若い人たちに,　例えば,　「国民に対して」のような大きなワードを使うと,　引いてしまうんですよね.　本当に難しいです.

　ただ,　私は会員には,　自身がプロフェッショナルであるという自覚をもって,　提供する理学療法が時代に適した質の高いものにしなくちゃいけないということを,　強く認識していただきたいと思います.　また,　協会もこのようなメッセージを発信し続けるべきだと考えています.

❺ 読者へのメッセージ

元廣 最後に読者へのメッセージをお願いします.

白石 私が理学療法士になったのがもう40年ぐらい前です. 私にとってこの仕事のやりがいは, 一生懸命すればするほど, 患者さんから「ありがとう！」と感謝してもらえることでした. 自分自身の取り組みが患者さんの生活を高めたり, 生きがいを与えたりする. 理学療法はそのような素晴らしい仕事だと, ずっと思っています.

　壁にぶつかったときや困難な状況でも一歩踏み出して前に進んだら, 新しい景色が見えるときもあります. 若い人には, ぜひこのやりがいのある仕事を, 立ち止まらず, 主体的に一歩を踏み出すようにして励んでほしいと思います.

元廣 白石先生はもともと臨床家でいらして, 管理者, そして協会の理事へと仕事が変遷していく中でも, やはり理学療法士が患者さんに喜びや生きがいを与えられる素晴らしい仕事なんだというところが, すべての根幹にあるのだと受け取りました.

白石 若い方にはキャリアを考えるうえで, 自分の価値観についても考えてほしいですね. そのためにも, 専門領域だけではなくて, 例えばワークライフバランスに優れた方など, 「私もああいうふうに働きたい」という, 自分にとってのロールモデルを見つけていただきたいなと思います.

　管理者をしているとき, 「この領域が好きだから, 他の部署に行きたくない」と言ってくる人もたまにいました. ただ, 組織が求めるニーズともバランスを取って, キャリアアップを図ってほしいと思います. いろいろな経験を積む中, 素晴らしい偶然の出会いが巡ってくる場合もありますので, その偶然の出合いを大切にしてほしい. 時々やってくる波風に対しては, しだれ柳のように逆らわずうまくかわしながら流れていると, いつかチャンスが来るという考え方も大切と考えています.

元廣 最後のお話は, まさにこれからのキャリアデザインにおいて肝となるお話だと感じました. この度は貴重なお話をありがとうございました.

対　談

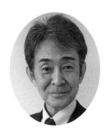

日本作業療法士協会の考えるキャリアデザイン

山本　伸一 氏
日本作業療法士協会会長

（2023 年 7 月 24 日収録）

❶ 作業療法士の「これまで」のキャリアデザインの歴史

元廣　どうぞよろしくお願いいたします．はじめに作業療法士の，これまでのキャリアデザインの歴史についてお話しください．

山本　私は，日本作業療法士協会の会長に就任してまだ 2 カ月で，それまでは臨床をひたすら 36 年間やり続けてきました．今回は協会会長と，山本伸一個人の両方の立場からお話しすることをご理解いただければありがたいです．

　まず，私個人の話をいたします．私は愛媛県出身です．実習で山梨温泉病院（現 山梨リハビリテーション病院）に参りました．当時，神経発達学的治療が非常に流行っていた時代です．山梨温泉病院での実習で，愛媛，四国ではまったく見られなかった臨床を垣間見て，そのまま就職を決めました．

　就職して 3 年間はほぼ毎日，文献抄読と実技練習でした．ほぼ全寮制だったので，寮に帰っても先輩と練習です．「みんなでやるぞ！」という職場の雰囲気もあり，毎週のようにテーマを決められて，それぞれが発表したり，先輩たちの前で治療をしたりするんです．汗びっしょりですよ．でも，本当に職員が輝いていました．一緒に勉強するんだという気持ちや情熱が，みんなにあったんですね．私が就職したときは作業療法士が 5人でしたが，魂を伝える，情熱を伝えるということを大切にしてきて，今はリハビリテーション課の人数は 100 名以上となりました．

元廣　先生の臨床家，管理者としての魂を感じるキャリアのお話をありがとうございます．キャリア支援や生涯教育に関して当時，全国的にはいかがだったのでしょうか．

山本　当時，山梨県作業療法士会は 20 人ぐらいだったと思います．それこそ協会，士会ニュースは手で書くような状況で，まだまだ生涯学習を含めた研修制度は整備されていない時代でした．どちらかというと，協会や士会よりも各病院施設が採用した人材をど

う育てるかといったことが大きかったかもしれません.

　私は愛媛十全医療学院卒業ですが, 入学したときは全国に20数校しか養成校がありませんでした. すべて専門学校です. 大学にセラピストの養成課程がなかった時代ですから, 研究もあまり話題にはならなかったと思います.

元廣　広島大学で1992年に4年生大学として日本で初めて大学に養成課程ができました. 先生がご就職されたのが1987年ですから, そうした時代背景もおありだったのですね.

山本　時代により特徴はあるとは思いますが, 私たちの時代は「強い目的意識」をもって就職をしたように思います. そこに就職して何をするのかという目的がはっきりしていました.

　一方, 今の若い方々は給料や待遇, 将来性について, しっかりと見据えて動いている. これは私たちの時代には欠けていた視点で, すごいなって思います.

❷ 作業療法士の現状のキャリア形成の課題

元廣　最近は作業療法士の免許を取った後, 臨床で働く以外の, 多様な選択をされる方も多いそうです. 先生はそこに関してはどのようにお考えですか.

山本　臨床は選択しないとしても, とにかく私は「作業療法士でいてほしい」と思いますよ. 今の時代, さまざまな分野に作業療法士が進出しています. 出版社や銀行に勤めている作業療法士も知っています. 作業療法の素晴らしいところは, 人の心や身体を同時に見ることができる点にあります. 人と人の間に入って調整する, つまり「マネジメント」をすることができるんです. 作業療法には可能性がすごくありますから, どこに就職しても「作業療法士でいてほしい」と思います.

元廣　今の先生の「作業療法士でいてほしい」という言葉は, 既存領域から飛び出した者として私も胸を打たれるものがありました.

山本　元廣さんだって起業されていて「作業療法をやっているな」と思います. 医療から飛び出して, イノベーションを起こして, 作業療法の可能性を社会に広めていっているんだなと思って見ています.

元廣　ありがとうございます. 作業療法の哲学や価値観がないと, 私たちの取り組みや事業は生まれていません. 作業療法に軸に置きながら, いろいろな場で活躍していいと思っていますので, 先生からそういうお言葉を聞けたのはすごく嬉しいことです.

山本　学生を相手に, お客さんを相手に, 友だちを相手に, 人と交わって交流していること自体が作業療法の原点だと思います. その可能性が多様なかたちで広がっていくことは, 個人的にも嬉しいし, 協会としても目指すべきところだと思います.

元廣　作業療法は，司法作業療法や学校作業療法など，今は活躍の場が多岐にわたってきていると思います．これは私個人の考えですが，社会全体に作業療法の考えが広がってほしいと思います．

山本　そう思いますよ．元廣さんがおっしゃったように，作業療法士を必要とされている方は社会にいっぱいいる．世の中のたくさんの分野に作業療法士がいるって，すてきじゃないですか．

❸ 協会としてのサポート体制や具体的な施策

元廣　作業療法は各分野でモデルとなるような取り組みがたくさん生まれてきており，今は今後どう広がっていくかというターニングポイントにあると感じています．協会としてもさまざまな施策をお考えだと思いますが，いかがでしょうか．

山本　協会では「認定作業療法士」，「専門作業療法士」という資格制度をずっと押し進めてきました．今，日本作業療法士協会の会員が約 6 万 3,000 人で，有資格者数は約 11 万 4,000 人です．おおよそ 6 割弱が会員ということになりますが，その中で認定作業療法士は約 1,400 名，専門作業療法士が約 150 名（2023 年 9 月現在）しかおりません．この状況では世の中を変えていくには数が少ないだろうと思います．これから 5 年間をかけて生涯教育制度を再編して，その質を向上させたいと考えています．

　今，専門作業療法には 11 分類（福祉用具，認知症，手外科，特別支援教育，高次脳機能障害，精神科急性期，摂食嚥下，訪問，がん，就労支援，脳血管障害）があります．専門性を追求していくためには，その中身を増やし，資格取得者を増やしていかなくてはなりません．むろん，新しい領域でも国民に対して成果を出していけるということは大前提です．

元廣　時代に合わせて生涯教育制度を変えたり，より強くしたりする必要があるとお考えということですね．

山本　どんな時代でも核は変わりません．ただ，制度は変わりますし，働く場所は拡大します．それに対応していかないといけません．1965 年の「理学療法士及び作業療法士法」では，作業療法は「手芸，工作その他の作業を行なわせること」という文言が出てきます．時代の変化もあり，2010 年に作業療法の範囲（厚生労働省医政局長通知）として，移動，食事，排泄，入浴などの ADL，IADL，就労環境などが明記されました．

　さらには 2021 年にはタスク・シフト/シェアの推進（厚生労働省医政局長通知）について，作業療法を実施するにあたっては，「運動，感覚，高次脳機能，ADL，IADL 等に関する評価を病院または診療所および，医療機関以外の患者の生活の場で行うことも可能である」とされています．それは時代の変化と共に作業療法の定義そのものも変わっ

たと理解できるわけです．そういう中で，作業療法士が新しい領域に飛び出していかないといけない時代になったと感じています．

④ 作業療法士の「これから」のキャリアの文化をどのようにつくっていくのか

元廣 協会としてキャリアを後押しする具体的な施策を，どのようにお考えでしょうか．

山本 数年前から協会の中でも議論を続けているところではありますが，いわゆる「多様性」といったところでは女性の働き方改革，LGBTQへのかかわり，理事のクオータ制度（格差是正のためにマイノリティに割り当てを行うポジティブ・アクションの手法）などを推進する流れはあります．しかし，まず重要なことはどんな現場でも「作業療法士が輝いている」ことなんですよ．

これは私の経験から述べますが，山梨リハビリテーション病院で7, 8年ぐらい前に「ママミーティング」というものをつくりました．育休から職場に戻ってきたママたちの「何もできない」，「辞めたい」，「1年以上も休んでいたのに，いきなり初日に18単位入っている」，「助けてください」という声が私に届いたんです．それで最初は，作業療法課だけで4, 5人かな，月に1回，ママたちの愚痴を聞いていました．職場への愚痴，パートナーへの愚痴，保育園への愚痴……．そのうち，ママたちが働きやすい職場にするにはどうしたらいいのかという話になって，3つのマニュアルをつくりました．

1つ目は，マタニティー働き方プラン．妊娠をして出産するまでにどう働いたらいいのか．2つ目が，職場復帰前プラン．子どもを産んで職場に復帰する間にどういう過ごし方をしたらいいのか．3つ目が，職場復帰後プランです．例えば，マタニティー働き方プランでいうなら，つわりが酷いときは気持ちが悪いのだから調理訓練や入浴訓練等はとてもつらい．そうしたママたちの生の声をマニュアルの中に書いていったんです．

まず，若い男性スタッフのママたちに対する接し方が変わりました．お互いがお互いを理解して優しく接するようになっていく．そうしたら，離職率が下がり，今では出産後にほとんどのママが働いています．この取り組みは他の部門にも広がって，乳幼児・保育園のお子さんをもつママグループ，小学校のお子さんをもつママグループなどの新たな班もでき始めました．

これはママたちの話ですが，多様化している暮らしの中で，お互いがお互い理解するための活動は必要だと感じています．いろいろな生き方があってOK，いろいろな職場があってOK．要はそれを認め合うような環境づくりですよ．それも作業療法だと私は思います．

元廣 素晴らしい取り組みのお話をありがとうございます．作業療法士は女性が非常に

多い職種ですから，妊娠・出産後の女性がしっかり復職でき仕事がしやすいよう配慮したマネジメントをする管理者の育成はこれから必要なところだと感じました．

山本　おっしゃるとおりです．日本作業療法士協会の会員は，昔と比較すると男性が増えましたが，それでも6割が女性です．平均年齢も30代と非常に若い組織ですから，女性，若者への支援をしないといけません．

元廣　先生が，今，おっしゃったことは，まさにキャリアを大切にするということ，そのものだと思います．

山本　そうですよね．キャリアは一人ひとり違うはずです．その意味ではキャリアをつくるとは「自分の人生を輝いていくようにプランニングするということ」なのかな．

　私はよく職場で，「いい生き方をしなさい．自分の人生の中で恥ずかしくない，いい生き方をしなさいよ」と言います．いい生き方，それを目標にすべきです．何かの肩書を得る，何かの役職になるのではなくてね．それはたまたま付いてきた結果に過ぎないはずで，そんなことを目標にするんじゃないって．

❺ 読者へのメッセージ

元廣　最後に読書の方に向けて先生からメッセージをお願いします．

山本　まず，20代のときは決め打ちをしないで，いろんな仕事をやってみてください．すると，好きなこと，得意な分野が見つかります．そして，自分の背景になる部分として，人間性の成長を意識することです．30代になるとそれが生きてきます．人と協働したり，指事したりして「活用する」ようになるのは30代からですから．

　元廣さんは今，周りを上手に溶け込ませて自分の道を進んでおられますが，それはね，20代でしっかりやってきたことがあるからですよ．その積み重ねがあって30代になったからです．嫌な気持ちにさせずに人を「活用」して一緒に仕事を進めるのが30代．その仕事がさらに大きくなるのが40代です．

　「知識」，「技術」，「人間性」，管理職の人はその3つのバランスをもってないと，人がついてこないと思います．もちろん，管理職になれない人は駄目ということは，決してありません．各自，その人なりに考えて，いい生き方をしていればいいんです．そこは履き違えちゃいけないんですよね．

元廣　特に若い方を中心にキャリアのあり方をそれぞれが考えていく，いい機会になると感じました．本当に多くの方に届く素敵なお言葉をありがとうございました．

対　談

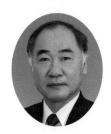

日本言語聴覚士協会の
考えるキャリアデザイン

深浦順一 氏
日本言語聴覚士協会会長

(2023 年 7 月 4 日収録)

❶ 言語聴覚士の「これまで」のキャリアデザインの歴史

元廣　まず，言語聴覚士のこれまでのキャリアデザインの歴史についてお話しください.

深浦　われわれは資格化が遅れ，1997 年に法律（「言語聴覚士法」）ができ，最初の国家資格としての言語聴覚士が誕生したのが，1999 年の 3 月の国家試験の合格発表からです. 今は有資格者は 3 万 9,900 名ぐらいです.

　昔は一人職場が多かったのですが，徐々に複数職場が多くなってきて，リハビリテーション病院や小児の療育センターでは 10～20 名の規模の言語聴覚士が働くような職場も増え，持続的に言語聴覚療法が提供できるようになりました. そうして一人ひとりの言語聴覚士の力量も上がってきたと思っています.

元廣　言語聴覚士の人数の増加とともに職場単位で質が向上してきたのですね.

深浦　介護保険領域がまだまだですね. 募集をかけてもなかなか応募者がいないと聞いています. 介護保険事業所の通所，訪問，デイなどに言語聴覚士を十分に配置することは重要だと思います.

元廣　介護保険領域以外での活躍の場はいかがでしょうか？

深浦　これは理学療法士，作業療法士の方たちも力を入れてらっしゃいますが，「学校教育」ですね. もともと言語聴覚士は言葉の障害のある子どもさんたちに幼児期から携わっていて，昔から連携をしてきました. 外部専門家としての支援ももちろんですが，そこに雇用を生み出していきたい. 特別支援学校の知的障害児，特に重要なのが，難聴のところですね. ここにもう少し入っていければなと思っています.

元廣　学校教育において，難聴や構音などでお困りの方々は多いですから需要は非常にあるでしょうね. 生涯教育やキャリアデザインという観点からはいかがでしょうか.

深浦　協会としては，発足当初から生涯学習制度で言語聴覚士の会員の力量を高めるよ

うに努めてきました．今オンラインで各講座の開催ができるようになり，対面のみの頃に比べると年間の受講者数の延べ人数が増しています．

　また，認定言語聴覚士はすべてのコースが揃いました．嚥下障害，失語症の認定のコースは比較的受講者数も多く，募集開始5分ぐらいで定員をオーバーしてしまうので，何とかならないかと言われます．この教育機会の提供体制も今後の一つのテーマでもありますね．

　今ちょうど，専門言語聴覚士のコースを，日本理学療法士協会や日本作業療法士協会，日本看護協会などを参考にしながら構築しているところです．基本的には，大学院の修士卒以上と同等のレベルで，社会的な貢献などさまざまな実績も加えたかたちでつくろうと考えています．

❷ 言語聴覚士の現状のキャリア形成の課題

元廣　介護保険領域や学校教育など，領域を広げていくうえでの，協会としての考えをお聞かせいただけますか？

深浦　本来，患者は病院にずっといるのでなく，「地域に戻る」というのが原則です．地域に戻った患者を支えるためには，医療ならば外来で言語聴覚療法が受けられる必要があります．この点は，日本耳鼻咽喉科学会などと協力して，ワーキンググループをつくり，将来的に耳鼻咽喉科クリニックでの言語聴覚士の雇用を進めていくことを含んで検討しています．クリニックに言語聴覚士がいると，嚥下障害等へのアプローチ等も地域でできるようになりますよね．

　介護保険領域でも，事業所としては言語聴覚療法を進めたいようですが，指導できる言語聴覚士がその事業所の中にどれくらいおられるか，これが一つ問題になってきます．養成教育も含めて，今後の課題ですね．

元廣　協会としては，やはり生涯教育制度でフォローしていくというお考えでしょうか．

深浦　基本的にはそう思っています．これは教え子の話ですが，介護老人保険施設に1人で入った1年目のときは随分，苦労していました．入所者への対応に関しては，何年も携わっている介護職のほうが上手なわけです．その中で専門職として何を提供すべきか，とても悩んでいました．この場合，大切なことは，周りと連携して入所者の状態を把握し，適切にリスク管理ができることです．協会として，若い人のそういう「目」をきちっと育てているかどうかが一つ重要だと思います．

　もう一点は相談できる場があるかどうかです．都道府県士会や，その中で介護保険領域を担う人たちとの横のつながりは重要でしょう．この点に関しては，各地域で，横のつながりでの相談が随分できてきていると思います．

元廣　今うかがったような既存領域でキャリアをつくっていく方々も多いと思いますが，今までとは違うかたちで仕事をつくっていこうとされる方が言語聴覚士の中ではいらっしゃいますか？

深浦　例えば，沖縄は離島が多いので，オンラインを使って，さまざまな取り組みをしている会員がいます．先日の学会発表でも取り組みを拝見しました．それから，吃音の症状の子どもを対象とした相談室をやってらっしゃる方もおられますね．

　補聴器の販売店，製造元，人工内耳など，外国資本のメーカーの日本支社に勤めてる言語聴覚士もおります．今後は補聴器の調整や装用指導などの需要が増えていくだろうと思っています．ご承知のように，加齢に伴う難聴は早ければ50歳半ばから出現し，60歳を過ぎると急速に増えてきます．早い段階から指導をし，補聴器などで適切に対応しないと会話場面を避けるという傾向が認められます．これはほとんど全ての人が通る道になりますから，難聴で引きこもりになるようなことがないようにしないといけません．

　『Lancet』でも報告されましたが[註1)]，回復し得る認知症の最も大きなリスク要因が難聴なんです．ここへの対応も日本耳鼻咽喉科学会，耳鼻科の開業医の先生方の会と一緒に，全国規模で進めていこうと考えており，この分野が少し増えてくるかもしれません．

　それから，実はアメリカの言語聴覚士は半数が学校勤務なんです．小学校や中学校に必ず言語聴覚士がいるイメージです．日本にあるアメリカ軍基地の学校にも言語聴覚士が入っています．ただ，日本ではハードルが高く，なかなか学校での雇用にまでは至っていません．こういう領域も進めていくことが必要だと思います．

元廣　難聴と認知症の関係など，世の中の大半の人が一生の中で言語聴覚療法をベースにした支援の対象になるのですね．さまざまなかたちで社会に出ていく，新たな領域を切り開いている方々が出てきているというのは，言語聴覚療法の領域の一つの希望だと感じました．

深浦　私もそう思います．先生がおっしゃるように，私たちの領域は社会全体の健康のベースの一つです．幅広い支援ができるようになるということが重要だと考えています．

❸ 協会としてのサポート体制や具体的な施策

元廣　言語聴覚士は，目指す方が少ないという点で苦慮している職業の一つだと思いますが，その背景には，若い方が社会で言語聴覚士と接触する機会が少ないことがあると思います．一般社会で役割をもつことは，回り回って職種が持続可能なものになること

註1)　Jiang F, et al：Association between hearing aid use and all-cause and cause-specific dementia：an analysis of the UK Biobank cohort. Lancet Public Health **8**：e329-e338, 2023, doi：10.1016/S2468-2667(23)00048-8

につながるものだと感じます．先生はこの点に関してはいかがお考えでしょうか．

深浦　おっしゃるとおりだと思います．言語聴覚士が国家資格になる頃，あるいはそれ以前は言語聴覚療法を知らない医療職の人たちもいっぱいいました．個室で訓練していることが多かったので，どんな仕事をしているのか理解されていなかったのです．何よりも，まず「目に触れる」ことで，初めてこの職種の必要性に考えが至るのだと思います．理学療法士がリハビリテーション職の中で高校生に一番名前を知られているのは，クラブ活動などでけがをしたときに直接接触する機会があるからでしょうね．

　学生数の増加も 2015 年以降は鈍化しており，今の国家試験の合格者数は 1,600〜1,700 ぐらいです．若い女性が多いので，結婚して出産のタイミングで離職される方が少なくありません．育休を取られた女性医師も「戻るのが怖い」，「今の仕事についていけるかどうかわからない」と不安を口にされる方がおられるそうですが，これはわれわれも同じことかもしれません．キャリアデザインの話に戻すと，女性と男性でも設計の仕方が少し違う気がします．

元廣　先生からそういった言葉をいただいて嬉しく感じております．女性の方のキャリア支援について何かをお考えがあればお伝えいただければと存じます．

深浦　われわれ協会だけでやっていくのは難しいかもしれません．復職する方のための場の整備が必要になってきますね．以前お話しをうかがった女子医大では，同門会で開業している医師のところにお手伝いにいき，徐々にフルタイムにまで慣れていくシステムがあるそうです．われわれ言語聴覚士でも，そういう場をつくらないと，研修だけでは復職しにくいという気がしています．

元廣　国の議論でも「潜在看護師」に関する話題がよく出てきますが，やはりセラピストにとっても，特に需要が非常に多いのに人数としては少ない言語聴覚士に関しては，「潜在言語聴覚士」の人材活用は，協会がイニシアチブを取ることが求められてくると感じました．

深浦　日本言語聴覚士協会も遅ればせながら，休会会員制度をつくりました．休会会員が戻ってくるときのサポートについてアンケートをとり，有効な手立てを検討し始めたところです．できれば，退会された方の復帰も含めて，検討していきたいと思ってます．

❹ 言語聴覚士の「これから」のキャリアの文化をどのようにつくっていくのか

元廣　次に，これからの言語聴覚士のキャリアの文化をどうお考えでしょうか．

深浦　若い方たちが"言語聴覚士になって，本当によかった"と思えるようにしていきたいです．それはもう当然ですよね．若い人たちが自分のやりたいことをやれるお手伝

いをしたい．自分にとっての成長の場を求める人たちが，もっとたくさん出てきてほしい．そういう雰囲気をつくっていきたいと思います．

今，協会で言語聴覚士のキャリアアップ表[註2)]をつくっています．会員が自分のキャリアをデザインしていく際の一つの目安になるものです．臨床実践能力，マネジメント力，リーダーシップなどを年代ごとに段階にしています．こういうものを参考にしながら，一人ひとりの言語聴覚士が自分にあったようにキャリアを形成してほしいと思っています．

❺ 読者へのメッセージ

元廣　最後に先生から，読者の皆様へメッセージをいただければと存じます．

深浦　先ほども申しましたが，やはり一人ひとりの言語聴覚士に「自分自身の未来像をつくってもらいたい」．もしかすると，若ければ若いほどそれは現実とかけ離れてるかもしれません．そのときは先ほどのキャリアアップ表も参考にしつつ調整して，臨床に従事しながら，理想の未来像を実現していく具体的なステップを踏んでいってほしいなと思います．

それから，もう一つ．やっぱり「人としての幅を広げる」ことを忘れないでほしいです．例えば，ボランティアに参加することもいいと思います．専門領域を使ったボランティアもいいし，それ以外のボランティアでもいい．そうした経験を積み重ねる中で，いろいろな人と接し，社会の中での自分の位置というのを知ってほしい．そして，その中で自分が社会にどう貢献できるかを考えてほしいです．私も，自分自身の人格形成には，大学時代にボランティアで知的障害児の施設の訪問をしたことが大きな影響を及ぼしています．

言語聴覚療法は，言語障害や聴覚障害，摂食嚥下障害のある方たちの地域における暮らしを豊かなものにするための一つの力になります．ぜひ皆さん方に，頑張っていただきたいと思います．

元廣　まさに若い方に聞いていただきたい素晴らしいお話でした．協会長としての非常に強いメッセージをいただけたと思います．この度は本当にありがとうございました．

註2)　言語聴覚士のキャリアアップ．https://files.japanslht.or.jp/notifications/2021/03/09/言語聴覚士のキャリアアップ.pdf（2023 年 9 月 19 日参照）

おわりに

　かつての私は，セラピスト業界で活躍されている多くの華々しい経歴の方々とは異なり，さまざまな個人的・環境的制約から地方でもがき，自らの将来のキャリアに絶望していた若手の一人でした．そこから何度も壁にぶつかり，ありたい姿を見つめながら，今こうして「私らしいキャリア」を歩むことができています．

　きっと，昔ながらの「積み上げ型の強いキャリア」をイメージする方からは，若輩である私はキャリアデザインの本を書くには適任ではないと思われた方もいらっしゃることでしょう．この企画のお話をいただいた際には私も正直少し迷いました．

　しかし，世界の変化とともに変わりゆく「キャリアのあり方」を正しく解釈するのであれば，このタイミングで，既存のかたちではない，新しいキャリアの持ち主が筆をとる必要があると決心をして，長い時間と情熱をかけて本書を形にしていきました．

　これまで正解とされていたキャリアの「あるべき姿」が多様化，複雑化する中で，きっと今から先の時代はより多くのセラピストがそれぞれの「ありたい姿」を見つめ，それに基づいた「なりたい姿」を描いていく必要性が生じると，私は確信をしています．

　これからの時代にこの本が誰かの希望や支えになることを心から願っています．

　また，本書を書き上げるために実に多くの方のご支援をいただきました．大変お忙しい中，インタビューにご協力いただきました日本理学療法士協会の白石常務理事，日本作業療法士協会の山本会長，日本言語聴覚士協会の深浦会長，普段から大変お世話になっている沖田さん，河村さん，江草さん，仲間さん，これまでキャリアコンサルティングでかかわったクライエントの皆さん，「キャリアデザイン」という，難しくも重要なテーマを私に託してくださり，きめ細やかにサポートしてくださった三輪書店の青山社長，高野さん，森山さん，そしてこれまで私がキャリアを歩むにあたり支えてくださった上司，同僚，家族など，すべての方に深い感謝と敬意をお伝えします．

元廣 惇

セラピストのキャリアデザイン

発　行　2023 年 11 月 20 日　第 1 版第 1 刷ⓒ

著　者　元廣　惇
　　　　もとひろ　あつし

発行者　青山　智

発行所　株式会社 三輪書店
　　　　〒 113-0033　東京都文京区本郷 6-17-9　本郷綱ビル
　　　　TEL 03-3816-7796　FAX 03-3816-7756
　　　　http://www.miwapubl.com

本文イラスト　高橋なおみ

印刷所　三報社印刷 株式会社

■ それは可能なのだ

当事者に聞く
自立生活
という暮らしのかたち

好評書

著　河本 のぞみ（訪問看護ステーション住吉）

動かないからだ、ゆらぐ存在のままで。
重度障害の当事者たちが、医療・福祉施設を出て切り拓いた、
地域の暮らしがここにある。

「できない」まま暮らす暮らしのありようがあるということ、それを知っておく必要があると思った。「できない」部分は介助者にやってもらうという自立のかたち。それはだめなことでも、情けないことでもない。ひとつの積極的な暮らしのかたちで、障害のある当事者たちがリハビリテーションへの批判とともに必死で打ち出した態度表明であり、資源確保への体当たり作戦だったのだが、知られていない。（「はじめに」より）

■ 主な内容 ■

● 定価 3,300円（本体 3,000円＋税）A5　320頁　2020年　ISBN 978-4-89590-688-3
お求めの三輪書店の出版物が小売書店にない場合は，その書店にご注文ください．お急ぎの場合は直接小社に．

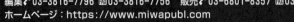
三輪書店　〒113-0033 東京都文京区本郷6-17-9 本郷綱ビル
編集☎03-3816-7796 FAX03-3816-7756 販売☎03-6801-8357 FAX03-6801-8352
ホームページ：https://www.miwapubl.com

■ "Meaningful occupation（意味のある作業）" を可能にし、作業療法の魅力を伝える17のstory

だから，作業療法が大好きです！

葉山 靖明 （デイサービスけやき通り）

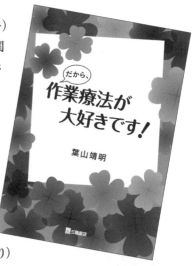

本書は葉山さんが病に倒れ、その後、人として役割をもち、自分らしく生きた6年間の自分史である。

17項目にわたるテーマは、漬物づくりや門松づくり等（中略）であるが、利用者と葉山さん、森OT、ボランティアの皆様の関わりは、なるほどこのようにすれば「主体的な作業」を獲得できるのかと納得させるものがある。

「作業ができない」ことの意味、それをどのようにしたら取り戻せるか、その中での作業療法士の役割と必要性等が、実にわかりやすく語られている。

……本書の社会的な意味は、作業療法の「普遍化」と作業療法士への提言であると思う。慈愛と尊厳に満ちた作業療法という取り組みを、再度、作業療法士自らが見直し、国民の皆様に愛される作業療法士であり続けたいと思う（「刊行によせて」中村春基・日本作業療法士協会会長 より）

■ 主な内容 ■

● 定価2,200円（本体2,000円＋税10%）A5 頁114 2012年 ISBN 978-4-89590-411-7
お求めの三輪書店の出版物が小売書店にない場合は，その書店にご注文ください．お急ぎの場合は直接小社に．

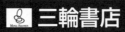

〒113-0033
東京都文京区本郷6-17-9 本郷綱ビル　三輪書店

編集☎03-3816-7796 ℻03-3816-7756
販売☎03-6801-8357 ℻03-6801-8352
ホームページ：http://www.miwapubl.com